In memoriam

Gotthard Schettler

* 1917   † 1996

seit über 25 Jahren
nachdrücklicher Förderer
der Tropenmedizin
in der ärztlichen Aus- und
Weiterbildung

Vorwort

Das gesundheitliche Risiko einer Tropenreise wird häufig unterschätzt. Zu leicht wird vergessen, daß die Inkubationszeit oft weit in den normalen Alltag nach Rückkehr hineinreicht. Vieles kann schon bei der Vorbereitung einer Reise getan werden, um das Gesundheitsrisiko zu vermindern.

Diese Einführung richtet sich daher speziell an Ärztinnen und Ärzte der primären Versorgung als Unterstützung für das Patientengespräch vor der Reise sowie für die eventuell notwendige Diagnose und Therapie nach der Reise. Wir haben versucht, diesem Anspruch durch übersichtliche, konzise Darstellung und eine entsprechende Gliederung gerecht zu werden. Insbesondere für die praktische Umsetzung wurden zusätzliche Abschnitte entwickelt, z.B. die differentialdiagnostischen Tabellen, das Infoblatt als Kopiervorlage oder die häufigsten Fragen aus der tropenmedizinischen Sprechstunde. Wir hoffen, daß dieses Konzept Anklang bei unseren Leserinnen und Lesern findet. Deshalb und weil es sich um die erste Auflage handelt, sind wir für Hinweise und Verbesserungsvorschläge immer offen und dankbar.

In dieses Büchlein geht insbesondere die Erfahrung aus unserer tropenmedizinischen Ambulanz ein. Gerade die Tropenmedizin, bedingt durch die oft niedrige Prävalenz ihrer Krankheitsbilder in unserer Region, lebt vom kollegialen Austausch von Erfahrungen. In diesem Zusammenhang sei unseren Kolleginnen und Kollegen der tropenmedizinischen Ambulanz am Institut für Tropenhygiene und Öffentliches Gesundheitswesen in Heidelberg sowie der School for Tropical Medicine and Hygiene in Liverpool für zahlreiche Anregungen gedankt. Frau G. Meier verdient große Anerkennung für ihre unermüdliche Unterstützung in der Textverarbeitung. Schließlich richtet sich unser Dank auch an den Thieme Verlag für die Anregung zu diesem Projekt und für die Realisierung unserer Vorstellungen.

Heidelberg, den 18. April 1997

Hans-Jochen Diesfeld
Gérard Krause

Praktische Tropen- und Reisemedizin

Hinweise zur Patientenberatung
und Empfehlungen zur Diagnose
und Therapie von Tropenkrankheiten

Hans Jochen Diesfeld und Gérard Krause

8 Abbildungen, 2 Farbtafeln, 67 Tabellen

1997
Georg Thieme Verlag Stuttgart · New York

Prof. Dr. H. J. Diesfeld
Institut für Tropenhygiene und
Öffentliches Gesundheitswesen
Klinikum der Universität
Im Neuenheimer Feld 324
69120 Heidelberg

Dr. G. Krause
Am Natruper Holz 62 b
49090 Osnabrück

Umschlaggrafik: Renate Stockinger, Stuttgart

Die Deutsche Bibliothek – CIP-Einheitsaufnahme

Diesfeld, Hans Jochen:
Praktische Tropen- und Reisemedizin : Hinweise zur Patientenberatung und
Empfehlungen zur Diagnose und Therapie von Tropenkrankheiten ; 67 Tabellen /
Hans Jochen Diesfeld und Gérard Krause. – Stuttgart ; New York : Thieme, 1997

Wichtiger Hinweis:

Wie jede Wissenschaft ist die Medizin ständigen Entwicklungen unterworfen. For-
schung und klinische Erfahrung erweitern unsere Erkenntnisse, insbesondere was Behandlung und medikamentöse Therapie anbelangt. Soweit in diesem Werk eine Dosierung oder eine Applikation erwähnt wird, darf der Leser zwar darauf vertrauen, daß Autoren, Herausgeber und Verlag große Sorgfalt darauf verwandt haben, daß diese Angabe
dem Wissensstand bei Fertigstellung des Werkes entspricht.

Für Angaben über Dosierungsanweisungen und Applikationsformen kann vom Verlag
jedoch keine Gewähr übernommen werden. **Jeder Benutzer ist angehalten,** durch
sorgfältige Prüfung der Beipackzettel der verwendeten Präparate und gegebenenfalls
nach Konsultation eines Spezialisten festzustellen, ob die dort gegebene Empfehlung
für Dosierungen oder die Beachtung von Kontraindikationen gegenüber der Angabe in
diesem Buch abweicht. Eine solche Prüfung ist besonders wichtig bei selten verwendeten Präparaten oder solchen, die neu auf den Markt gebracht worden sind. **Jede Dosierung oder Applikation erfolgt auf eigene Gefahr des Benutzers.** Autoren und Verlag
appellieren an jeden Benutzer, ihm etwa auffallende Ungenauigkeiten dem Verlag mit-
zuteilen.

Geschützte Warennamen (Warenzeichen) werden **nicht** besonders kenntlich gemacht.
Aus dem Fehlen eines solchen Hinweises kann also nicht geschlossen werden, daß es
sich um einen freien Warennamen handele.

© 1997 Georg Thieme Verlag, Rüdigerstraße 14, D-70469 Stuttgart
Printed in Germany

Satz und Druck: Druckhaus Götz GmbH, Ludwigsburg
Gesetzt auf CCS Textline (Linotronic 630)

ISBN 3-13-108341-7   1 2 3 4 5 6

Inhaltsverzeichnis

Abkürzungen

AK	Antikörper
ASS	Acetylsalicylsäure
AW	Alte Welt (Europa, Asien)
AZT	Azidothymidin
BCG	Bacille Calmette-Guérin
BTI	Bacillus thuringiensis (israeliensis)
cAMP	zyklisches Adenosinmonophosphat
CATT	Card-Agglutionationstest
CCT	kraniales Computertomogramm
CL	kutane Leishmaniase
CMV	Zytomegalievirus
d	Tag
DCL	diffuse kutane Leishmaniase
DHF	dengue haemorrhagic fever, hämorrhagisches Denguefieber
DIC	disseminierte intravasale Koagulationsstörung
DPT	Kombinationsimpfstoff mit Diphtherie- und Tetanustoxoid sowie inaktivierten Pertussiskeimen
DT	Impfstoff mit Diphtherie- und Tetanustoxoid für Kinder bis Ende 5. Lebensjahr
EHEC	enterohämorrhagische Escherichia coli
EIEC	enteroinvasive Escherichia coli
ELISA	enzyme linked immunosorbent assay
EPEC	enteropathogene Escherichia coli
ETEC	enterotoxische Escherichia coli
f	weiblich, Frauen
FTA-Abs	Fluoreszenz-Treponemen-Antikörper-Absorptionstest
G-6-PDH-Mangel	Glucose-6-Phosphatdehydrogenase-Mangel
GAE	granulomatöse Amöbenenzephalitis
GOT	Glutamatoxalacetattransaminase
GPT	Glutamatpyruvattransaminase
HAV	Hepatitis-A-Virus
Hb	Hämoglobin
HBV	Hepatitis-B-Virus
HCV	Hepatitis-C-Virus
HDV	Hepatitis-D-Virus
HEV	Hepatitis-E-Virus

HHT	Hämagglutinationshemmtest
HKT	Hämatokrit
HSV	Herpes-simplex-Virus
i.m.	intramuskulär
I.U.	internationale Einheiten
IHA	indirekte Hämagglutination
IIFT	Immunofluoreszenztest
INH	Isoniazid
JE	Japan-Enzephalitis
KBR	Komplementbindungsreaktion
KG	Körpergewicht
KI	Kontraindikation
Lk	Lymphknoten
M	Malaria (innerhalb des Malariakapitels)
m	männlich, Männer
MCL	mukokutane Leishmaniase
MDT	multidrug therapy, Kombinationstherapie
MNR	Magnetresonanztomogramm
Mo.	Monat
MS	multiple Sklerose
NW	Neue Welt (amerikanischer Kontinent)
∅	Durchmesser
p.o.	per os
PAM	primäre Amöbenmeningoenzephalitis
PKDL	post-kala-azar dermal leishmanoid, dermales Post-Kala-Azar-Leishmanoid
PZA	Pyrazinamid
QBC	quantitative buffy coat
RAST	Radioallergosorbenttest
RES	retikuloendotheliales System
RMP	Rifampicin
s.c.	subkutan
SM	Streptomycin
ssp.	Spezies
Td	Impfstoff mit Tetanus und Diphtherietoxoid (für ab dem 6. Lebensjahr)
TNF	Tumornekrosefaktor
TPHA	Treponema-pallidum-Hämagglutinationstest
TPI	Treponema-pallidum-Immobilisationstest
UW	unerwünschte Wirkung
VDRL	Venereal Disease Research Laboratory (-Flockungsreaktion)
VL	viszerale Leishmaniase
Wo.	Woche
WW	Wechselwirkung
ZNS	Zentralnervensystem

1 Einleitung

Tropenkrankheiten und ubiquitär vorkommende Infektions-krankheiten gewinnen zunehmend an Bedeutung für das hiesige Ge-sundheitswesen. Dies geschieht in dem Maße, wie der Tourismus die entlegensten Regionen der Welt erfaßt und die Zuwanderung und Zu-flucht von Menschen aus tropischen, meist medizinisch unterversorgten Regionen weiter anhält.

Das alters- und geschlechtsspezifische **Problemspektrum** der Tropenreisenden wird immer breiter. Auch gesundheitlich gefährdete Personen schrecken heute vor Tropenreisen nicht mehr zurück, deren Gefahren durch Hochglanzprospekte der Touristikindustrie leichtfertig zugedeckt werden. „Last-minute"-Angebote machen eine vernünftige Vorbereitung auf das Reiseziel unmöglich. Dabei ist bekannt, daß die meisten Tropenreisenden sich nicht durch die wenigen Tropeninstitute oder niedergelassenen Tropenärzte beraten lassen. Sie werden im gün-stigsten Fall ihren Hausarzt aufsuchen, der dann doch Schwierigkeiten haben dürfte, in allen Fällen Auskunft zu geben. Andererseits stehen auch Klinikärzte verschiedenster Fachrichtungen und Diensthabende der Notaufnahme oft der Frage einer möglichen Tropenkrankheit ohne ausreichende Entscheidungshilfen gegenüber.

In der Beratung vor Ausreise liegt eine ebenso große Verantwor-tung wie in der Beurteilung des Gesundheitszustandes nach Rückkehr. Dies gilt zum Beispiel für die immer bedeutsamer werdende Malaria, die – insbesondere bei ungenügender Prophylaxe durch den Patienten und bei verzögerter Diagnosefindung durch den Arzt – innerhalb von Stun-den zu einer tödlichen Bedrohung für den Patienten werden kann.

Um diesem Informationsbedarf gerecht zu werden, wurde dieses Buch in drei Abschnitte geteilt: Es beginnt mit jenen **Fragen,** die **vor Ausreise in die Tropen** mit den Reisenden diskutiert werden sollten. Dazu gehören Fragen zu Klima-und Reiseverträglichkeit, verschiedene Einschränkungen der Tropen- und Reisetauglichkeit, Empfehlungen zur Reiseapotheke und Impfempfehlungen. Da in Ergänzung zu den Unter-suchungen nach den berufsgenossenschaftlichen Richtlinien auch ein Dreiergespräch Patient – Hausarzt – Betriebsarzt/Tropenarzt wün-schenswert ist, ist diesem Problemkreis ebenfalls eine Einführung ge-widmet.

Die epidemiologische Situation in den verschiedenen Regionen ändert sich zum Teil rapide. Deshalb haben wir es bewußt unterlassen, detaillierte, länderbezogene Empfehlungen zur Malariaprophylaxe und zur Reiseimpfung zu geben. Diese wären bis zum Erscheinen des Buches höchstwahrscheinlich schon nicht mehr auf dem aktuellen Stand. Fragen, die konkrete Empfehlungen zur Prophylaxe für ein bestimmtes Reiseland betreffen, sollten daher an eines der auf S. 192 f genannten Tropeninstitute gerichtet werden. Empfohlen seien auch die ständig aktualisierten Informationen der WHO, der Deutschen Tropenmedizinischen Gesellschaft und des Centrums für Reisemedizin in Düsseldorf (genaue Titel und Anschriften s. S. 193). Gegenüber EDV-gestützten Empfehlungen, wie sie oft in Apotheken angeboten werden, sei Vorsicht geboten. Diese Programme enthalten zum Teil grobe Fehler oder sind schlicht zu undifferenziert.

Der zweite Abschnitt enthält die **einzelnen Tropenkrankheiten,** welche aus didaktischen Gründen primär nach dem Übertragungsmodus gegliedert wurden. Wir haben uns bemüht, die einzelnen Tropenkrankheiten innerhalb des begrenzten Rahmens dieses Büchleins entsprechend ihrer klinischen Relevanz für die Reise- und Tropenmedizin zu gewichten. Es soll den Leser deshalb nicht verwundern, daß die Malaria über mehrere Seiten hinweg beschrieben wird, während andere Krankheiten lediglich tabellarisch behandelt werden.

Die Bedeutung der hier angesprochenen Krankheitsgruppen für die in den Tropen lebenden Menschen in ihrem ökologischen und ökonomischen Milieu ist häufig eine völlig andere, sehr viel gravierendere als für Reisende. Das Vorkommen dieser Krankheiten wird nämlich nicht so sehr durch das Klima, sondern im wesentlichen durch sozial- und umwelthygienisch sowie wirtschaftlich ungünstige Lebensbedingungen, meist in Verbindung mit schlechter präventiv- und kurativmedizinischer Versorgung, begünstigt.

Hierauf wird zwar in knappen Worten hingewiesen, jedoch war es unser Ziel, dem Kliniker hauptsächlich klare und konkrete Anleitungen zur Diagnose, Differentialdiagnose und Therapie der Erkrankungen an die Hand zu geben. Sogenannte „Praxistips" sollen diese Hinweise noch ergänzen. Dagegen wurden Angaben zur Ätiologie und Pathogenese kurz gehalten. Hier sei auf die S. 193 ff empfohlene weiterführende Literatur verwiesen.

Von besonderer Bedeutung ist die **Problematik nach Rückkehr aus den Tropen,** mit der sich der dritte Abschnitt befaßt. Oft beginnt das „Tropenrisiko" erst nach der Rückkehr, weil im entscheidenden Moment differentialdiagnostisch nicht in die richtige Richtung gedacht wird. Wir haben diesem Problem ein gesondertes Kapitel (S. 166) gewidmet, das mit krankheitsübergreifenden Hinweisen und durch differentialdiagnostische Übersichtstabellen helfen soll, den richtigen Weg zur Diagnose und zum Ausschluß einer Tropenkrankheit so rasch wie möglich zu finden.

Im Rahmen unser tropenmedizinischen Beratungstätigkeit stoßen wir immer wieder auf **typische Fragen** und Problemfälle, die zum Teil nicht einfach zu beantworten sind. Einige Leser mögen sich bzw. ihre Patienten in diesen Fragen wiedererkennen (S. 180 ff). Wir hoffen, daß unsere kleine Sammlung der häufigsten Fragen und ihrer Antworten es ermöglicht, auf leicht lesbare Weise jenen Informationsbedarf abzudecken, der im Rahmen der krankheitsbezogenen Kapitel kaum unterzubringen ist.

Zusätzlich haben wir ein **Informationsblatt** für Tropenreisende beigefügt, das dem Patienten als Vorbereitung vor und Gedächtnisstütze nach der ärztlichen Beratung dienen soll. Die Vervielfältigung zu diesem Zwecke in unveränderter Form ist freigestellt, so daß vor allem niedergelassene Kollegen diesen Handzettel als Auslage in ihrem Wartezimmer verwenden können.

2 Untersuchung vor der Reise und Reisevorbereitung

Vorbeugende tropenmedizinische Beratung

Tropenklima und Akklimatisation

Definition: Als Tropen im klimatologischen Sinne werden Zonen zu beiden Seiten des Äquators innerhalb der 20°-C-Jahresisotherme bezeichnet oder Gebiete, in denen der Tagesgang der Temperatur größere Schwankungen aufweist als der Jahresgang. Regenzeit und Trockenzeit beherrschen in den Tropen die Natur so, wie dies Winter und Sommer in den gemäßigten Zonen tun.

Das Tropenklima läßt sich grob in drei Typen unterteilen, die vom Menschen unterschiedliche Anpassungsfähigkeiten verlangen:

Tropisch-humides Klima: subjektives Schwüleempfinden, geringe Tag-Nacht- und jahreszeitliche Temperaturschwankungen, hoher sichtbarer Schweißverlust.

Tropisch-arides Klima: Belastung durch hohe Sonneneinstrahlung, Lufttrockenheit und große Tag-Nacht-Temperaturschwankungen. Hoher unsichtbarer Schweißverlust.

Tropisches Höhenklima: In den Tropen werden Höhenlagen bis über 4000 m ü.M. bewohnt. Kurzzeitreisende können Höhenadaptationsstörungen ab 2000 m vor allem im Herz-Kreislauf-Bereich bekommen.

Akklimatisation: Innerhalb von 4–6 Wochen erfolgt die Akklimatisation meist problemlos. In den ersten Tagen sollte gleich körperliche Belastung im gewohnten Umfang gesucht werden. Besondere körperliche Schonung zum vermeintlichen Zweck der leichteren Akklimatisation ist ungünstig. Klima- und Zeitumstellung benötigen ausreichenden Schlaf, allerdings entsprechend der neuen Zeitzone. Alkohol wirkt in der Phase der Akklimatisation keineswegs günstig. Cave: Herz-Kreislauf-Belastete und Übergewichtige. Klimaanlagen schaden meist mehr, als sie nutzen, trotz momentanen subjektiv angenehmen Empfindens. Myalgien und Erkältungskrankheiten können die Folge sein. In Autos werden Klimaanlagen jedoch als angenehm empfunden, vor allem im smogbelasteten Straßenverkehr. Der Kochsalzgehalt des Schweißes ist in der Akklimatisationsphase relativ hoch. Man kann daher einem NaCl-Mangelsyndrom durch anfänglich vermehrte Salzzufuhr oder durch elektrolythaltige Getränke vorbeugen. „Prickly heat", eine Anhidrose

durch Funktionsstörung der Schweißdrüsen mit Neigung zu Pyoder-
mien, kann Anlaß zum Abbruch des Tropenaufenthaltes werden. Der
„Hitzschlag" ist ein sehr seltenes Ereignis. Differentialdiagnostisch muß
an Malaria oder an eine thyreotoxische Krise gedacht werden. Orthosta-
tische Kreislaufregulationsstörungen kommen hingegen häufiger vor.

Tropentauglichkeit

Das Spezifische der Tropentauglichkeitsuntersuchung liegt in der
tropenhygienischen und tropenärztlichen Beratung des Ausreisenden und seiner Familie auf der Basis der Anamnese und des Untersu-
chungsbefundes vor dem Hintergrund der zu erwartenden Klima-, Le-
bens- und Arbeitsbedingungen und der zusätzlichen Infektions- und Er-
krankungsrisiken.

Obwohl jeder gesunde Mensch als tropentauglich gelten kann, sollte dennoch vor Ausreise eine ärztliche Untersuchung und Tropenbera-
tung stattfinden, um individuelle **Risikofaktoren** zu ermitteln. Jeder Tropenreisende nimmt sein persönliches Gesundheitsrisiko mit auf die Reise,
die ihrerseits durch zusätzliche Gesundheitsrisiken belastet sein kann.
Diese setzen sich daher aus mehreren Komponenten zusammen (Abb.
2.**1**):

◆ persönliche, alters- und geschlechtsspezifische gesundheitliche
   Ausgangssituation einschließlich bestehender körperlicher oder
   psychischer Risikofaktoren;
◆ individueller Reise- und Lebensstil, das Hygieneverhalten im wei-
   testen Sinn des Wortes;
◆ reisespezifische oder berufliche Exposition, arbeitshygienische
   und arbeitsmedizinische Bedingungen einschließlich nicht zu
   unterschätzender Unfallrisiken;
◆ objektive örtliche Gesundheitsrisiken durch Umweltfaktoren einschließlich ubiquitär, zonal oder lokal vorkommender Infektionskrankheiten, Tropenkrankheiten im engeren Sinn oder andere
   Gesundheitsrisiken sowie klima- oder höhenphysiologische Belastungen;
◆ medizinische Versorgungssituation einschließlich Notfallmedizin und gegebenenfalls Rücktransportmöglichkeiten.

Besondere Aufmerksamkeit verdienen tropenreisende Schwangere und Kleinkinder. Weitere Risikogruppen ergeben sich durch Tropenreisen in Kombination mit besonderen sportlichen Aktivitäten, wie
Tauchen, Bergsteigen oder „Erlebnis"- und „Abenteuerreisen". Hier
müssen mehrere Beratungskomponenten zusammen betrachtet werden.

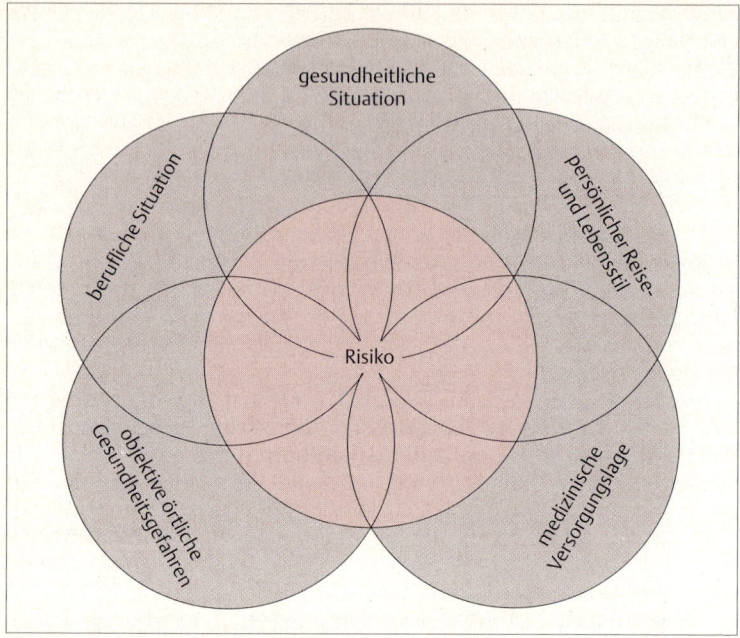

Abb. 2.**1** Interaktion verschiedener Bedingungen zur Beurteilung des individuellen Risikos bei Tropenreisen.

Auch die beruflichen Tropenaufenthalte umfassen sehr unterschiedliche Gesundheitsrisiken, von modernen, komfortablen Arbeits- und Lebensbedingungen in Großstädten bis hin zur Tätigkeit in äußerst abgelegenen, medizinisch unversorgten und tropenmedizinischen Hochrisikogebieten. Hier muß die ärztliche Beratung die jeweiligen Rahmenbedingungen sehr genau berücksichtigen (Tab. 2.**1**).

Tropenreisen mit Kindern

Grundsätzlich gelten für Kinder die gleichen tropenhygienischen Beratungselemente wie für Erwachsene, nur sollten sie ganz besonders sorgfältig beachtet werden. Während der erwachsene Tropenreisende die Risikoabwägung und damit die Verantwortung für sich selbst trägt, muß er sie im Falle der Mitnahme der Kinder für diese mit übernehmen.

Reisen von **Säuglingen und Kleinkindern** in die Tropen sind auch nach guter Vorbereitung immer mit einem erhöhten Gesundheitsrisiko verbunden. Säuglinge und Kleinkinder auf kurze Tropenurlaube oder längere Rucksackreisen mitzunehmen ist daher in der Regel für diese unzumutbar. Eltern sollten hier nachdrücklich auf die Gesundheitsrisiken aufmerksam gemacht werden, denen insbesondere für die Kinder ein sehr fraglicher Erlebniswert gegenübersteht. Spätestens 6 Wochen vor Beginn einer Tropenreise mit Kindern ist eine ausführliche Beratung der Eltern durch den Hausarzt oder Kinderarzt notwendig. Dabei sollten neben Überprüfung des üblichen, altersgemäßen Impfstatus und gegebenenfalls Durchführung von speziellen Impfungen und Beratung zur Malariavorbeugung auch allgemeine Verhaltensregeln zur **Ernährung, Flüssigkeitszufuhr, Sonnenrisiko und allgemeinen Körperhygiene** unter tropischen Klimabedingungen und evtl. verminderten hygienischen Rahmenbedingungen besprochen werden. Eine Flasche Mineralwasser oder Fruchtsaft, nachts ans Bett gestellt, erinnert die Kinder an das Trinken und vermindert das Risiko, im unbeaufsichtigten Moment an den Wasserhahn zu gehen. Bei Ausflügen muß ausreichend, auch für unbeabsichtigt längere Zeiträume, genügend Trinkwasser mitgeführt werden. Für Kleidung, Kopfbedeckung, Sonnenschutz und schattige Spielgelegenheiten gelten die gleichen Regeln und Vorsichtsmaßnahmen wie bei Reisen in Länder des südlichen Europa. Besonderen Belastungen ist die Haut ausgesetzt. Der Sonnenbrand zählt zu den häufigsten klimabedingten Gesundheitsstörungen. Bereits kurzfristige unachtsame Sonnenexposition kann zu schweren körperlichen Störungen führen, während die aktinische Belastung der Haut mit erhöhtem Krebsrisiko vor allem gehäufte Langzeitexposition betrifft. Der Beginn dieser Schäden wird jedoch schon in der Kindheit durch Sonnen- und Bräunungswahn der Eltern vorprogrammiert, und er setzt sich durch regelmäßiges „Sonnenbaden" zum Zwecke des Nachweises eines erfolgreichen Urlaubs fort. Die eigene Empfindlichkeit gegenüber Sonneneinstrahlung ist zu berücksichtigen, die intensiver wird, je weiter man sich dem Äquator nähert. Es ist auch zu berücksichtigen, daß man sich in den Tropen häufig in größeren Höhenlagen aufhält, als dies in Europa der Fall ist.

Ein besonderes Risiko stellen wegen möglicher Parasiteninfektionen Barfußlaufen und Liegen im Sand dar. Sorgsame Körperhygiene und Desinfektion schon kleinster Hautabschürfungen sind ebenso notwendig wie regelmäßige Betrachtung der Haut auf Insektenstiche. Das Mitführen einer Splitterpinzette zur sofortigen Entfernung von Pflanzenstacheln verhindert spätere unangenehme Infektionen. Vollständiger Tetanusimpfschutz verhütet unsachgemäß häufiges Impfen im Zweifelsfall.

Tropenreisen in der Schwangerschaft

Die Frage, ob im Zustand der Schwangerschaft eine Reise, insbesondere eine Tropenreise, angetreten werden soll, wird kontrovers und nicht emotionsfrei diskutiert. Dies beginnt mit der Frage, ob während einer Reise die „Pille" genommen werden soll oder ob man sich bei dieser Reise einen Kinderwunsch erfüllen will. Hierauf folgt die Frage des Impfrisikos in der Frühschwangerschaft und das Risiko einer Chemoprophylaxe zum Schutz vor Malaria gegenüber dem Risiko einer Malaria für Mutter und Kind. Die Tatsache, daß jegliche fieberhafte Infektionskrankheit oder große Flüssigkeitsverluste im Zusammenhang mit Durchfallserkrankungen die Schwangere und das Kind belasten, wird oft nicht genügend beachtet.

Die Notwendigkeit einer Therapie muß mit Ausnahme der Malariabehandlung mit großem Bedacht entschieden werden. Es muß klar sein, daß einige Antibiotika und antiparasitäre Medikamente in der Schwangerschaft kontraindiziert sind, wie etwa Tetracycline, Chloramphenicol, Cotrimoxazol, Chinolone, Nitroimidazole, Mebendazol oder Mefloquin, und daß u. U. Chinin aus vitaler Indikation zur Abwendung eines tödlichen Ausgangs einer Malaria tropica ohne Rücksicht auf eine Schwangerschaft gegeben werden muß.

Die Frage des Reisezwecks sowie der Reise- und Aufenthaltsdauer muß diskutiert werden. Urlaubs- und Erlebnisreisen auf der einen Seite und beruflicher Aufenthalt oder Familienzusammenführung andererseits sind zwei Pole dieser Problematik. Im letzten Fall steht die Frage im Raum, wo das Ende der Schwangerschaft erlebt werden und die Geburt erfolgen soll. Dies ist in erster Linie eine Frage der geburtshilflichen Versorgung im Gastland, des bisherigen Verlaufs der Schwangerschaft und ob es besondere mütterliche oder kindliche Risiken gibt. In der Regel wird man einer Entbindung am derzeitigen Wohnort den Vorzug geben, sofern die geburtshilfliche Versorgung standardgemäß erfolgen kann.

In jedem Fall müssen sich die Reisende und der Vater des Kindes darüber im klaren sein, daß sie beide Verantwortung für ein neues Leben haben und hier persönlicher Verzicht eher angezeigt ist als Wunscherfüllung, u. U. zu Lasten eines ungeborenen Lebens. Eine sachkundige tropenhygienisch-frauenärztliche Beratung unter möglichst genauer Kenntnis der zu erwartenden lokalen Umstände ist angezeigt.

Tropenreisen Älterer

Mit zunehmendem Fernreisedrang älterer oder auch in regelmäßiger ärztlicher Behandlung stehender Menschen wird die Frage der Tropen- und Reisetauglichkeit immer dringender.

Die Gruppe der Älteren, d. h. der über 55jährigen, die privat, dienstlich oder für Organisationen der Entwicklungszusammenarbeit für kürzere oder längere Zeit und vor allem auch häufiger in die Tropen reisen, wird größer. Das Risiko wird gering geschätzt, und die Sorglosigkeit wird durch den modernen, komfortablen Reiseverkehr gefördert.

Neben den für alle Altersgruppen und Reisendenkategorien geltenden Empfehlungen muß bedacht werden, daß ab Mitte 50 die körperlichen Reserven und die Belastbarkeit vor allem gegenüber Infektionskrankheiten nachlassen.

Die Anamnese der älteren Reisenden muß besonders sorgfältig erhoben werden. Insbesondere Dauermedikation muß erfragt und deren Weiterführung und die Versorgung mit Medikamenten gesichert sein. Beispielsweise werden Venenleiden und Neigung zu Ödemen der unteren Gliedmaßen durch lange Flug-, Bus- oder Autoreisen in der Hitze zusätzlich belastet.

Chronische Herz-Kreislauf-Erkrankungen, schlecht kontrollierter oder kontrollierbarer Bluthochdruck oder Diabetes mellitus, Störungen des blutbildenden oder Immunsystems, chronische Erkrankungen des Verdauungsapparates, onkologische Erkrankungen oder hyperthyreote Zustände bilden zusätzliche Risiken. Tropenreisende über 60 unterliegen z. B. einem erhöhten Sterberisiko im Falle einer Malaria tropica oder Dehydratation im Verlauf schwerer Durchfälle. Malariaprophylaxe und Antihypertensiva oder Antiarrhythmika dürfen nicht in jedem Fall kombiniert eingenommen werden. In all diesen Fällen bedarf es einer besonders sorgfältigen Beratung.

In letzter Zeit stellt sich gehäuft die Frage nach Reise- und Tropenrisiko bei immunsupprimierten und dialysepflichtigen Reisenden, für die es heute besondere Reiseangebote gibt. Hier sind die besonderen reisebedingten Infektionsrisiken und therapeutischen Probleme im Falle solcher Infektionskrankheiten zu beachten.

Beruflicher Aufenthalt in den Tropen

Der berufsgenossenschaftliche Grundsatz 35 (G 35) regelt die Vorsorgeuntersuchungen durch hierfür eigens ermächtigte Ärzte zur Feststellung der Tauglichkeit für einen beruflichen Einsatz in den Tropen. Hierbei soll festgestellt werden, ob ein Ausreisender seine normale berufliche Tätigkeit auch unter den spezifischen Belastungen des Tropenaufenthaltes ohne Schaden für die Gesundheit längere oder kürzere Zeit auszuüben in der Lage ist.

Es wäre in jedem Fall wünschenswert, wenn es im Interesse des Ausreisenden zu einer engen Abstimmung zwischen ihm, seinem Hausarzt, dem Betriebsarzt und dem zur Durchführung der Tropentauglichkeit ermächtigten Arzt käme. Vor allem bei sehr verdienten, erfahrenen und folglich meist älteren Auslandsmitarbeitern kommt es mitunter zu Konflikten mit der Betriebsleitung, wenn der Gesundheitszustand zu wünschen übrig läßt und sich die Frage einer weiteren Tropentauglichkeit stellt. „Tropentauglichkeit" erhält dann schnell die Bedeutung der generellen „Arbeitsfähigkeit", die folglich mit der Frage der Weiterbeschäftigung oder drohender Arbeitslosigkeit verknüpft ist. Hier gerät der gutachtlich untersuchende Tropenarzt in ein bedrückendes Dilemma.

In jedem, aber ganz besonders in dem genannten Fall, ist es notwendig, über die gesundheitliche Ausgangslage, das spezifische berufs- und umfeldbedingte Gesundheitsrisiko in den Tropen und über die örtliche medizinische Versorgungslage informiert zu sein.

Die Risiken am Einsatzort sind äußerst differenziert, so wie es die Einsatzorte selbst sind. Auch die Dauer, die Häufigkeit und die Variabilität der Auslandseinsätze ist zu berücksichtigen. Hier werden nicht selten enorme körperliche und psychische Belastungen abverlangt, die weitaus größer sind als das spezifische Tropen- und Infektionsrisiko. Um einen Eindruck von der Komplexität der Problematik zu vermitteln, läßt sich die Gewichtung möglicher Gesundheitsrisiken etwa so wie in Tab. 2.1 darstellen.

Die komplexen Wechselbeziehungen zwischen subjektiven und objektiven Gesundheitsrisiken bestimmen den Maßstab, der an die gesundheitlichen Voraussetzungen eines beruflichen Tropenaufenthalts zu legen ist. Entscheidend sind hier vor allem das Alter des Reisenden und die Dauer des Aufenthalts. Zwei sich gegenüberstehende Risikogruppen sind z. B. der Auswärtige Dienst und die Entwicklungsdienste. Ersterer setzt Tropentauglichkeit unter zwar meist günstigen sozioökonomischen Bedingungen, aber für die Dauer des Berufslebens voraus. Die Entwicklungsdienste müssen zwar meist nur 2 – 3 Jahre geleistet werden, dafür aber oft unter extrem exponierten Bedingungen. Die Arbeitnehmer von Industrie und Handel wie auch die Experten der technischen Entwicklungszusammenarbeit in den verschiedenen Sektoren, wie Landwirtschaft, Bergbau, Industrie, Handel, Verwaltung, Infrastruktur und andere tertiäre Sektoren, liegen bezüglich des Gesundheitsrisikos wie auch Dauer und Häufigkeit des Auslandsaufenthalts mit einem sehr weiten Spektrum dazwischen.

Ob die Aufenthalte unter „zivilisierten" oder „unhygienischen" Bedingungen stattfinden, ob die Familie mit ausreist, spielt ebenso eine Rolle wie die Einstellung und Bereitschaft, Entbehrungen und Einschränkungen in Kauf zu nehmen und die notwendige Disziplin in der Lebensführung zu wahren. Auch die arbeitshygienischen und Sicherheitsstandards sind sicher nicht die gleichen, wie sie von zu Hause üblich sind. Das Unfallrisiko im Verkehr, am Arbeitsplatz und zu Hause ist mehrfach höher.

Tabelle 2.1 Gewichtung möglicher Gesundheitsrisiken nach Aufenthaltsart und -dauer

	Vorwiegende Altersgruppen	Gesundheitliche und hygienische Voraussetzungen	Belastung durch Reisestil und Berufsrisiko	Unfallrisiko	Infektionsrisiko	Medizinische Versorgung
Langfristige Aufenthalte (>3 Jahre)						
diplomatischer Dienst/Vertreter internationaler Organisationen	alle	+++	+	+	+	+++
Vertreter von Industrie und Handel	mittlere	++	+	+	+	+++
Missionsangehörige im ländlichen Bereich	alle	+++	++	++	++	+++
Mittelfristige Aufenthalte (bis 3 Jahre)						
Entwicklungshelfer	jüngere Altersgruppe teils in Begleitung der Kinder	+++	+++	+++	++	+
Experten der Entwicklungszusammenarbeit		++	++	++	++	+
Fachkräfte für Industrie- und Infrastrukturentwicklung	mittlere Altersgruppe oft ohne Familie	++	++	++	+	+

Tabelle 2.1   (Fortsetzung)

	Vorwiegende Altersgruppen	Gesundheitliche und hygienische Voraussetzungen	Belastung durch Reisestil und Berufsrisiko	Unfallrisiko	Infektionsrisiko	Medizinische Versorgung
Kurzfristige Aufenthalte (bis 6 Monate)						
Katastrophen- und Flüchtlingshilfe von Freiwilligen	jüngere Altersgruppen	+++	+++	+++	+++	++
Individual- o. Rucksackreisen, Abenteuer- und Forschungsreisen		++	++	++	+	+
Programmtourismus	alle Altersgruppen	+	+	+	+	++
Geschäftsreisende in Großstädten	mittlere Altersgruppe	+	+	++	+	++

+ = gering; ++ = mittel; +++ = hoch.

All diese Aspekte müssen bei einer Entscheidung über einen Arbeitsplatz in den „Tropen" bedacht werden und bedürfen einer guten Kooperation zwischen allen Beteiligten.

Flugreisen und Kinetosen

Reisekrankheit ist eine sehr unangenehme Störung des Reisevergnügens und läßt sich je nach Belastung und Reizstärke bei fast allen Menschen auslösen. Jeder hat hier seine eigene Erfahrung gemacht und dürfte wissen, wo und unter welchen Umständen Reisekrankheit auftritt und wie er ihr am besten begegnet. Vorbeugend kann die Wahl des Sitzplatzes in einem Fahrzeug entscheidend helfen. Im Bus vorne, hinter der Vorderachse, im Schiff mittschiffs, im Flugzeug in Höhe der Tragflächen ist die jeweils stabilste Position in bezug auf das Auslösen von Kinetosen. Aktive Teilnahme am Verkehr schützt vor Kinetosen. Im Auto zum Beispiel ist der Fahrer selbst nie von Kinetosen bedroht, immer nur der Beifahrer. Hier kann ein aufmerksames „Mitfahren", die optische Orientierung an der Horizontlinie helfen, eine Kinetose zu unterdrücken. Vorbeugende Einnahme von Medikamenten, Antiemetika und Psychopharmaka hat nur begrenzten Wert und auch nur dann, wenn sie 1 oder 2 Stunden vor Antritt der entsprechenden Reise genommen werden (Empfehlungen s. S. 23). Das Problem beginnt, wenn der Reisende nach einer medikamentös geschützten Flugreise am Zielort ein Fahrzeug übernimmt, selbst fährt und dann noch unter der Einwirkung des Antiemetikums in seiner Fahrtauglichkeit behindert ist.

Im normalen interkontinentalen Linienflug ist der Kabinendruck auf 2000 – 2500 m ü. NN eingestellt. Unter diesen Bedingungen ist die Sauerstoffsättigung des Blutes um 5 – 8 % reduziert. Bei chronisch Herz- und Lungenkranken können Beschwerden wie Gefühl der Atemnot vor allem bei rascher Verminderung des Kabinendrucks auftreten, ebenso wie Schmerzen im Mittelohr, wenn hier entzündliche Veränderungen etwa infolge einer bestehenden Erkältungskrankheit bestehen. Bei Neigung zu trockenen Nasenschleimhäuten und Nasenbluten kann ein ölhaltiger Nasenspray vorbeugend wirken. Kontaktlinsenträger sollten wegen der trockenen Luft in der Fahrgastkabine während des Fluges besser eine Brille tragen.

Räumliche Enge und Bewegungsmangel bei langen Flügen kann bei entsprechend disponierten Menschen zu Beschwerden führen. Vor allem Venenleiden, Neigung zu Thrombosen sind hier ein grundsätzliches Risiko. Bei langen Flügen nimmt die Luftfeuchtigkeit ab. Flüssigkeitsretention in den unteren Extremitäten, reichlich Genuß von Alkohol bei insgesamt verminderter Trinkmenge führt zu Hämostase und Erhöhung der Blutviskosität und damit zur Gefahr von Thrombose. Vorbeugend wirksam sind eine entsprechend große Trinkmenge, ca. 100 ml pro Stunde, isometrische Muskelübungen der Beine und Fußgelenkrollen im Sitzen oder Stehen sowie gelegentliches Aufundabgehen. Reisende mit Venenproblemen sollten auf jeden Fall vor Reiseantritt ärztlichen Rat suchen.

Als fluguntauglich sind akut Kranke zu bezeichnen. Insbesondere schwere oder unzureichend medikamentös eingestellte Herz-Kreislauf-Erkrankungen, Neigung zu Angina pectoris oder Asthma, kurzzeitig zurückliegender Herzinfarkt, hochgradige Anämie oder Netzhauterkrankungen, medikamentös schlecht eingestellte Epilepsie sind Ausschlußgründe für längere Flugreisen.

Das Problem der Rückführung von Schwerkranken wird durch die kommerziellen Flugrettungsdienste und Rückholdienste nicht optimal gelöst, da hier gelegentlich derart lange Reisezeiten in z.T. sehr unbequemer Lagerung den Gesundheitszustand übermäßig und zusätzlich belasten. Entsprechende Regelungen lassen sich manchmal besser und auch preiswerter mit den Linienfluggesellschaften erreichen, selbst mit ärztlicher Begleitung.

Bei Flug von Europa nach Westen fliegt man der Zeit entgegen, man kommt also nach 6 Stunden Flugzeit etwa in einen frühen Tag hinein, der dann nach der eigenen Zeitrechnung 6 Stunden länger dauert. Die Anpassung an diese Zeitdifferenz ist schwerer zu verkraften als die Zeitdifferenz beim Flug nach Osten, wo man in einen auslaufenden Tag oder in einen Abend hineinfliegt, an dem man dann selbst hellwach ist. In beiden Fällen hat es sich bewährt, sich jeweils sofort auf die neue lokale Situation einzustellen und sich vor allem viel Bewegung zu verschaffen und sich mit Alkohol und schwerem Essen zurückzuhalten. In beiden Fällen sind die ersten 48 Stunden nach Ankunft zu Zeiten des noch wirksamen eigenen zirkadianen Rhythmus mit starker Müdigkeit oder Schlaflosigkeit belastet. Es ist in jedem Fall empfehlenswert, wenn auch bei beruflichen Reisen kaum zu realisieren, daß man sich bei erheblichen Zeitverschiebungen am ersten Realtag im Ankunftsland nicht zu viele Termine aufhalsen läßt.

Müssen regelmäßig Medikamente eingenommen werden, ist dies mit Ausnahme von Insulin kein Problem. Hier wird empfohlen, bei Flügen nach Osten die Insulindosis um 3% pro Stunde Zeitverschiebung zu erniedrigen, bei Flügen nach Westen die Dosis um 3% pro Stunde Zeitverschiebung zu erhöhen. Orale Kontrazeptiva sollten bei Langstreckenflügen nach Westen und Verlängerung des Tages lieber einmal zusätzlich genommen werden.

Impfungen für Tropenreisende

Man muß klar zwischen Pflicht- und empfohlenen Impfungen unterscheiden (Tab. 2.**2**).

Tabelle 2.2 Impfungen für Tropenreisende

Impfstoff	Zielregion	Applikation	Auffrischung und Wirksamkeit	Unerwünschte Wirkungen	Kontra-indikationen	Bemerkungen
National oder international vorgeschriebene Impfungen (gleichzeitig zum individuellen Schutz empfohlen)						
Gelbfieber (Lebend-impfstoff)	Afrika zwischen 15° N und 15° S Südamerika von Panama bis Bolivien, Brasilien	1 × 0,5 ml s. c.	alle 10 Jahre zuverlässig	gelegentlich leichte Lokal- u. allgemeine Reaktionen	akute Erkrankungen, chronische neurologische Erkrankungen (MS), Schwangerschaft	amtliche Gültigkeit nach 10 Tagen Dauer 10 Jahre
Empfohlene Impfungen bei Reisen in Länder mit vermindertem Hygienestandard bzw. Impfstatus						
Poliomyelitis (oral Sabin)	weltweit, bes. Subtropen und Tropen, Eurasien	Erstimpfung: 3 × im Abstand von 6 Wochen	alle 10 Jahre zuverlässig	nach Sabin-Impfung evtl. Durchfall	Sabin-Impfung: Immundefizienz, akute fieberhafte Erkrankung, MS, Durchfälle. Hierfür ist Salk-Impfung geeignet	sehr wichtige Impfung für Ältere, kein erhöhtes Impfpoliorisiko
(Injektion Salk)		2 × 1 ml im Abstand von 8 Wochen		nach Salk-Impfung lokale Reaktion Durchfall, Fieber		

Tabelle 2.2 (Fortsetzung)

Empfohlene Impfungen bei Reisen in Länder mit vermindertem Hygienestandard bzw. Impfstatus

Impfstoff	Zielregion	Applikation	Auffrischung und Wirksamkeit	Unerwünschte Wirkungen	Kontra-indikationen	Bemerkungen
Tetanus Diphtherie T, DT, Td Toxoid weltweit	weltweit	Erstimpfung 2× 0,5 ml im Abstand von 4–8 Wochen Booster 1× nach 6–12 Monaten	alle 10–15 Jahre zuverlässig	lokale Reaktion nach zu vielen Impfungen	kranke, als inkubiert gel-tende und rekonvales-zente Personen, Ausnahme nach Unfall	Diphtherie nimmt erneut zu, vor allem in Osteuropa
Hepatitis A Totimpfstoff (Havrix 1440)	in Ländern mit geringerem Hygienestan-dard	1 ml i.m. (M. deltoideus) Booster nach 6–12 Monaten	alle 5–10 Jahre nach 1. Injek-tion ca. 1 Jahr wirksam	selten leichte lokale/allge-meine Reaktio-nen	akute Krankhei-ten, Allergie gegen Zusatz-stoffe	keine generelle Indikation für Kinder < 10 Jahren
alternativ: **Immun-globulin** passiv	dto.	5 ml 1 Woche vor Ausreise	4 Monate senkt Erkran-kungsrisiko	dto.	keine	wenn Zeit oder Geld für Tot-impfstoff nicht ausreicht

Tabelle 2.2 (Fortsetzung)

Empfohlene Impfungen bei Reisen in Länder mit vermindertem Hygienestandard bzw. Impfstatus

Impfstoff	Zielregion	Applikation	Auffrischung und Wirksamkeit	Unerwünschte Wirkungen	Kontra-indikationen	Bemerkungen
Typhus Typhoral (Lebendimpfstoff Sityphin)	dto.	je 1 Kapsel am Tag 1, 3, 5 (vor dem Essen)	alle 1–2 Jahre weitgehend zuverlässig	gelegentlich leichte Verdauungstörungen	akute Erkrankungen, bes. Darminfektionen, Immunsupprimierte, Schwangere? Stillende?	Zeitabstand zu anderen Lebendimpfungen beachten, keine Antibiotika, Sulfonamide, Mefloquin gleichzeitig
Typhim Vi Kapselpolysaccharid von S. typhi Ty 2	dto.	1 × 0,5 ml sc Booster wenn indiziert nach 3 J.	Schutzraten 60–80 % 2 Wo nach Impfung	gelegentlich lokale Reaktionen	dto.	keine WW mit Malariaprophylaxe o.a. Medikamenten u. Impfungen
Cholera Totimpfstoff	nur unter besonderen Seuchenbedingungen (Katastropheneinsatz)	0,1 ml intradermal oder 0,5–1,0 ml s.c. neuer Oralimpfstoff im Erprobungsstadium	alle 6 Monate unzuverlässig	oft heftige lokale Reaktionen	akute Erkrankungen Kinder < 6 Monaten	derzeitiger Impfstoff weltweit obsolet für allg. Reisen in Endemiegebiete

Tabelle 2.2 (Fortsetzung)

Impfstoff	Zielregion	Applikation	Auffrischung und Wirksamkeit	Unerwünschte Wirkungen	Kontra-indikationen	Bemerkungen
Impfungen bei besonderer epidemiologischer Lage oder Exposition						
Meningokokkenmeningitis A, C, W135, Y Totimpfstoff	Risikogruppen im Gesundheits- u. Sozialdienst, trop. Afrika, Südasien	1 × 0,5 ml s.c.	alle 3 Jahre / gut	gelegentlich leichte lokale Reaktionen	akute Krankheiten Schwangerschaft	Impfpflicht bei Mekkareisenden zur Pilgerzeit
Japanische Enzephalitis Totimpfstoff	längere Aufenthalte in Endemiegebieten, Süd-, Südost- und Ostasien	3 × 0,5 ml s.c. Tag 0, 7, 28 / Kinder < 3 Jahren halbe Dosis	2–4 Jahre / gut	leichte lokale Reaktionen, Enzephalitis, allergische Reaktionen	dto.	Fa. Biken (Japan), über internationale Apotheken zu bestellen
Hepatitis B (gentechnologischer Totimpfstoff)	medizinische u. soziale Berufsgruppen, Kinder u. Erwachsene bei Langzeitaufenthalt in Hochendemiegebieten	1 ml i.m. (M. deltoideus) 3–4 Dosen in 6–12 monatigem Abstand	je nach Antikörpertiter / gut	selten leichte lokale/allgemeine Reaktionen	akute Krankheiten, Allergie gegen Zusatzstoffe	auch bei Schwangerschaft indiziert

Tabelle 2.2 (Fortsetzung)

Impfstoff	Zielregion	Applikation	Auffrischung und Wirksamkeit	Unerwünschte Wirkungen	Kontra-indikationen	Bemerkungen
Impfungen bei besonderer epidemiologischer Lage oder Exposition						
Tuberkulose BCG (lebend)	in Hochende-miеländern bei besonderer Exposition	0,1 ml intra-kutan	gut	evtl. lokale Ulzeration	in der Regel bei Erwachsenen u. Kindern > 1 Jahr (Exposi-tionsprophy-laxe)	evtl. Säuglinge und Kleinkinder mit negativer Mantoux-Reak-tion vor Lang-zeitaufenthalt und engem Kontakt zur Bevölkerung
Tollwut prä-expositionell Totimpfstoff HDC- (human diploid cell vaccine) Impf-stoff	Länder mit hoher Tollwut-inzidenz	je 1 ml i.m. (M. deltoideus) an Tag 0, 28, 56 oder Tag 0, 7, 21	nach 1 Jahr gut	selten leichte Lokal-/Allge-meinreaktionen	bei präexposi-tioneller Imp-fung im Fall akuter Erkran-kung, Hühner-eiweißallergie	berufliche und private Tier-haltung unter einfachen Bedingungen

T = Tetanustoxoid, Td = Impfstoff mit Tetanus- und Diphtherietoxoid (ab dem 6. Lebensjahr), DT = Impfstoff mit Diphtherie- und Teta-nustoxoid für Kinder bis Ende 5. Lebensjahr, BCG = Bazillus Calmette-Guérin, i.m. = intramuskulär, s.c. = subkutan.

Tabelle 2.**3** Impfabstände zwischen verschiedenen Impfungen (in Wochen)

Vorausgehende Impfung	Nachfolgende Impfung								
	Gelbfieber	BCG	Masern Mumps	Röteln	Polio oral	Polio injekt.	Typhus oral	Typhus parenteral Meningitis Tollwut Japan. Enzeph. FSME Hep. A, Hep. B DT, DPT, Td	Hep.-A-Immunglobulin
Gelbfieber	X	4	2	2	2	0	0	0	1
BCG	4	X	4	4	4	0	0	0	2
Masern, Mumps	4	4	X	4	4	0	0	0	2
Röteln	4	4	4	X	4	0	0	0	2
Polio oral	4	4	4	4	6	X	2	0	0
Polio injekt.	0	0	0	0	X	X	0	0	0
Typhus oral	0	0	0	0	1	0	X	0	0
Typhus parenteral Meningitis Tollwut Japan. Enzeph. FSME Hep. A, DT, DPT, Td	0	0	0	0	0	0	0	X	0
Hep.-A-Immunglobulin	12	0	12	12	0	0	0	0	X

X = Zur Grundimmunisierung und Auffrischung s. Tab. 2.**2**. DPT = Kombinationsimpfstoff mit Diphtherie- und Tetanustoxid sowie inaktivierten Pertussiskeimen.

Abgesehen von den üblicherweise zwischen Erst- und Zweitimpfung einzuhaltenden Abständen können die meisten Impfungen (z. B. Gelbfieber-, Masern-, Mumps- und Röteln- sowie BCG-Impfung) gleichzeitig gegeben werden. Ist dies aus technischen Gründen nicht möglich, müssen zwischen verschiedenen Lebendimpfungen 4 Wochen Abstand eingehalten werden (Tab. 2.**3**).

Die Impfabstände zwischen Erst- und Zweitimpfung von Impfstoffen, die geboostert werden müssen, betragen in der Regel 4 Wochen (DT, DPT, Td) sowie zwischen 1. und 2. Sabin-Polioimpfung (oral) 6, zwischen 1. und 2. Salk-Polioimpfung (i. m.) 8 Wochen.

Empfehlungen für die Reiseapotheke

Empfehlungen zur Reiseapotheke sind oft uneinheitlich. Der Inhalt sollte sich auf das Nötigste beschränken, und die Zusammenstellung muß die oft durchaus angemessene Medikamentenversorgung vor Ort, das individuelle Reiserisiko und die medizinischen Kenntnisse bzw. die Vernunft des Reisenden berücksichtigen.

Die oftmals genannte Empfehlung, sterile Spritzen und Kanülen mitzuführen für den Fall, daß eine i. v. Medikation notwendig wird, ist kritisch zu bedenken. Zum einen können Spritzen bei einer Zollkontrolle schnell den Verdacht des Drogenmißbrauchs erzeugen. Ob dann ein diesbezügliches Attest oder Rezept des Arztes die Zöllner milde stimmen kann, läßt sich nur hoffen. Reisende in Asien sollen große Schwierigkeiten gehabt haben. Auf der anderen Seite muß man sich bewußt sein, daß man für nur eine i. v. Malariatherapie mit Chinin schon eine Handvoll Spritzen und Kanülen benötigt. Diese dann so zu verpacken, daß sie auch nach 4 Wochen Rucksackreise noch steril sind, ist nicht so einfach und erfordert viel Platz im Gepäck.

Zäpfchen zerschmelzen in der Hitze und sind in den Tropen daher weniger geeignet. Medikamente in Tropfenform wiegen oft viel und sind auf Reisen schlecht zu handhaben. In Tab. 2.**4** ist die medikamentöse „Grundausstattung", die um die persönliche Dauermedikation zu ergänzen ist, aufgeführt. Eine allzu unbedarfte Erweiterung der Apotheke birgt die Gefahr des unbeabsichtigten Mißbrauchs durch den Laien, der zudem noch geneigt ist, im Krankheitsfall den Gang zum Arzt noch weiter zu verzögern. Die wenigsten reisen in Regionen, in denen sie tatsächlich tagelang keiner medizinischen Einrichtung oder einer Apotheke begegnen.

Tabelle 2.4 Empfehlungen für die Reiseapotheke

Stoffgruppe/Indikation	Empfohlene Präparate	Bemerkungen
persönliche Dauer-medikamente	z. B. Ovulationshemmer, Antidiabetika, Antihypertensiva etc.	zuvor mögliche Wechselwirkung mit anderen Medikamenten und vor allem Malariaprophylaxe abklären
Malariamedikamente	gemäß der aktuellen Empfehlung	
Sonnenschutzcreme	diverse Präparate	je nach Reiseziel und Hauttyp
Repellentien	Diethyltoluamid (Autan); Butylacetamidopropionsäure (Perysan); Kombination aus ätherischen Ölen, Jojobaöl, Vitamin E und anderen Inhaltsstoffen (Mepha Sport-Gel, Zanzarin Bio-Hautschutzöl)	Die beiden erstgenannten sind nachweislich die wirksamsten. Bei ihnen sind allerdings Hautirritationen und andere unerwünschte Wirkungen bekannt. Sie sollten nicht auf die Schleimhäute geraten, weshalb sie bei Kleinkindern nicht angewandt werden sollten. Über unerwünschte Wirkungen der anderen Präparate ist nichts beschrieben, was nicht bedeutet, daß nicht auch hier ernste unerwünschte Wirkungen vorkommen können.
Antihistamin-Gel	Bamipin-, Diphenhydramin- oder Clemastin-Gel	gegen allergische Reaktionen auf Insektenstiche und zur Behandlung von Sonnenbrand
Wunddesinfektionsmittel	Polyvidon-Jod-Salbe	Antibiotikahaltige Präparate sind nicht indiziert
Schmerz- und Fiebersenkende Mittel	Paracetamol oder Acetylsalicylsäure	
Elektrolytlösung	Glucose 4 g, Natriumchlorid 0,7 g, Kalium 0,3 g, Natriumcitrat (oder Natriumhydrogencarbonat) 0,5 g (Elotrans, Saltadol)	zum Elektrolytausgleich bei starkem Durchfall
Mittel gegen Durchfall	Loperamid	zur kurzzeitigen Anwendung bei starkem Durchfall

Tabelle 2.**4** (Fortsetzung)

Stoffgruppe/Indikation	Empfohlene Präparate	Bemerkungen
Mittel gegen See- und Reisekrankheit	Scopolamin-Membranpflaster, Cinnarizin-Kapseln	vor Reiseantritt einzunehmen
Augentropfen	Tetryzolin, Phenylephrin	zur unspezifischen Behandlung bei Reizung durch Trockenheit, Staub etc.
Antibiotika	z. B. Cotrimoxazol	Zur Behandlung fieberhafter blutiger Durchfälle oder Harnwegsinfekte. Nur wenn ärztliche Behandlung nicht möglich
Verbandmaterial, Wundversorgung	Splitterpinzette, Verbandsschere Mullbinden, Mullkompressen, elastische Binde, Heft- und Wundpflaster	zur ersten Versorgung einfacher Wunden
Kondome		für den erwarteten oder unerwarteten „Fall, daß . . .“
Fieberthermometer		Elektronische Fieberthermometer sind stabiler als Quecksilberthermometer

3 Tropenkrankheiten

Durch Arthropoden übertragene Erkrankungen

Arthropoden (Insekten und Spinnentiere) sind sowohl Erreger von Krankheiten als auch Zwischenwirte, Reservoir und Überträger von human- und tierpathogenen Organismen (Tab. 3.1).

Tabelle 3.1 Systematische Übersicht der durch Arthropoden übertragenen Erkrankungen

Viren	Bakterien	Protozoen	Helminthen
Dengue-Fieber Gelbfieber Japan. Enzephalitis Rift-Tal-Fieber und andere Arbovirosen	Pest Ricksettsiosen Spirochätosen (Borreliose, Lyme-Krankheit)	Malaria Leishmaniase Trypanosomiasen (Schlafkrankheit, Chagas-Krankheit)	Filariasen (Onchozerkose, Wuchereria bancrofti, Loa-Loa u. a.)

Virale Infektionen

Einleitung

Arbovirosen sind durch Arthropoden übertragene Viruserkrankungen (*a*rthropod *bo*rne). Von den derzeit etwa 530 bekannten Arboviren sind 71 menschenpathogen. Mit Ausnahme des O'nyong-nyong-Virus haben alle ein tierisches Reservoir. Sie werden in der Regel von Stechmücken oder Zecken übertragen. Einige können auch durch Milch, Exkreta oder Aerosol übertragen werden (z. B. Rift-Tal-Virus). Vielfach verlaufen die menschlichen Infektionen stumm, uncharakteristisch oder benigne, mit für Viruserkrankungen typischen klinischen Erscheinungen; sie können aber auch einen enzephalitischen oder hämorrhagischen Verlauf nehmen. Tab. 3.2 zeigt die derzeit wichtigsten tropischen Arbovirosen, die taxonomisch meist der Familie der Flavi- und Togaviren angehören.

Tabelle **3.2** Einige tropische Arbovirosen

Virusname	Hauptsächliche Überträger	Reservoir	Vorkommen
Potentiell hämorrhagisch			
Gelbfieber	*Aedes*-Arten	Affen	Afrika, Südamerika
Dengue	*Aedes*-Arten	Affen	Afrika, Pazifik, Mittlerer Osten, Mittelamerika, Thailand, Philippinen
Chikungunya	*Aedes*-Arten	Mensch	Afrika, Süd- und Südostasien
Omsk	Zecken	Kleinsäuger	Asien, Sibirien
Kayasanur	Zecken	Kleinsäuger	Asien, Sibirien
Rift-Valley	*Culex, Aedes* u. a.	Wiederkäuer	Afrika
Potentiell enzephalitisch			
FSME	Zecken	Nager, Vögel, Ziegen	Asien, Europa
Japan. Enzephalitis	*Culex*-Arten	Vögel, Schwein	Süd- und Südostasien, Sibirien
West-Nile	*Culex*-Arten	Vögel, Säugetiere	Afrika, Indien, Europa
Östliche Pferdeenzephalitis	*Culiseta melanura*	Vögel, Pferde	Nordost- und Südamerika
Westliche Pferdeenzephalitis	*Culex*-Arten	Vögel, Pferde	Nord- und Südamerika
Venezolanische Pferdeenzephalitis	*Culex*-Arten	Pferde	Mittel- und Südamerika
Benigne			
Pappataci	Phlebotomen	Mensch	Mittelmeerraum, Vorderer Orient
O'nyong-nyong	*Aedes*-Arten	Mensch	Ostafrika

Denguefieber und hämorrhagisches Denguefieber (DHF)

Definition

Akute fieberhafte Erkrankung mit starken Myalgien, hervorgerufen durch das von Stechmücken (Aedesarten) übertragene Denguevirus (Flavivirus). Das hämorrhagische Denguefieber bezeichnet ein akutes Schocksyndrom mit hämorrhagischen Blutungen nach einer Denguevirus-Infektion.

Syn.: –   *engl.:* dengue fever, dengue haemor-
                           rhagic fever, breakbone fever

Epidemiologie

◆ Tritt in den Tropen und Subtropen in massiven Epidemien auf, in letzter Zeit vermehrt in Lateinamerika, Karibik, Pazifik.
◆ In Südostasien, insbesondere Thailand, häufig mit hämorrhagischer Verlaufsform (DHF).

Ätiopathogenese und Pathophysiologie

◆ Übertragung durch Stich der infizierten *Aedes aegypti* und andere Aedesarten.
◆ Reservoir ist der Mensch.
◆ Es sind vier verschiedene Serotypen bekannt, die geographisch unterschiedlich verbreitet sind.
  Nach Inokulation verbreitet sich das Virus in den regionalen Lymphknoten und dem RES. Inkubationszeit: 2 – 8 Tage.
◆ *DHF (hämorrhagisches Denguefieber):* Vermutlich führen Infektionen bei Individuen mit präexistierenden Antikörpern eines anderen Serotyps (bei Kindern z. B. durch mütterliche AK, bei Erwachsenen durch vorangegangene Infektionen) zu einer immunologisch bedingten Steigerung der Gefäßpermeabilität, die dann eine hämorrhagische Verlaufsform auslösen kann.

Symptomatik

Klassisches Denguefieber: kurz dauernde, heftige Erkrankung mit zweigipfligem Fieber, starken Kopf-, Glieder- und Muskelschmerzen und flüchtigem Exanthem; gute Prognose, verzögerte Rekonvaleszenz.
Hämorrhagisches Denguefieber: schweres Krankheitsbild, Hämorrhagien, hypovolämischer Schock. 50 % der Fälle verlaufen letal.

Diagnostisches Vorgehen

◆ Während Epidemien ist die Diagnose klinisch gut möglich.
◆ Serologie: Antikörper sind ab dem 4. Krankheitstag nachweisbar (nur in Speziallabors).
◆ Virusnachweis ist über Beimpfung von Patientenblut in Aedes-zellkulturen möglich.
◆ Die Krankheit wird bei Tropenrückkehrern meist nur noch anamnestisch erfaßt.

Differentialdiagnose (Tab. 3.**3**)

Tabelle 3.**3**   Differentialdiagnose des klassischen Denguefiebers

Krankheiten	Bedeutung	Kommentar
Malaria	+++	Nachweis im Dicken Tropfen, Blutausstrich
andere Arbovirosen	+++	z. T. sehr ähnliche Symptomatik, ausgeprägte Lymphadenopathie, epidemiologische Abgrenzung, Serologie
Typhus abdominalis	++	Blutkultur, Kopf- und Gliederschmerzen weniger ausgeprägt
Influenza	+	geringere Gliederschmerzen
Masern	+	typisches Exanthem

Therapie

◆ Symptomatische Therapie: Schmerzlinderung und fiebersenkende Maßnahmen,
◆ bei DHF: Schock- und Blutungsbekämpfung (Volumenersatz, Vollblut).

Prophylaxe

Vermeidung von Brutplätzen in den Städten und Siedlungen (wassergefüllte Autoreifen und andere Abfälle). Moskitonetz, Repellentien. Ein Impfstoff steht nicht zur Verfügung.

Gelbfieber

Definition

Akut lebensbedrohliche, fieberhafte Erkrankung, hervorgerufen durch das von *Aedes aegypti* und anderen Aedesmücken übertragene Gelbfiebervirus (Flavivirus), die zu akutem Leber- und Nierenversagen führen kann.

Syn.: –   *engl.:* yellow fever

Epidemiologie

♦ Vorkommen in Afrika zwischen 15° N und 15° S (silvatisches Gelbfieber), in der nördlichen Hälfte Südamerikas (silvatische und urbane Formen).

♦ Aktuelle Endemiegebiete seit 1989 sind in Südamerika: Bolivien, Brasilien, Ecuador, Kolumbien, Peru; in Afrika: Burkina Faso, Ghana, Kenia, Nigeria.

♦ Zwischen 1989 und 1993 wurden insgesamt aus diesen Endemiegebieten jährlich zwischen 2000 und 4000 Fälle gemeldet.

♦ Es ist grundsätzlich von einer hohen Dunkelziffer und einer hohen Rate stiller Infektionen auszugehen.

Ätiopathogenese und Pathophysiologie

♦ Primär eine in epizootischen Zyklen ablaufende Affenseuche, kann durch fakultativ anthropophile Aedesarten auf den Menschen übertragen werden (silvatisches Gelbfieber).

♦ In menschlichen Siedlungen kann die Übertragung durch anthropophile Aedesarten zu Epidemien führen (urbanes Gelbfieber).

♦ Nach der Übertragung durch die Aedesmücke werden beim Menschen vor allem die Leber und die Nieren befallen. Dort kann es zu ausgedehnten Organnekrosen kommen.

♦ Inkubationszeit: 3 – 6 Tage.

Symptomatik

♦ **Schlagartiger Beginn** mit Fieber (39 – 40 °C), Schüttelfrost, generalisierten und abdominellen Schmerzen, Erbrechen und Nasenbluten.

♦ **„Rote Phase":** Der Patient wird unruhig und delirant. Es kommt zu überwärmter erythematöser Haut, geröteter Zunge und fötidem Mundgeruch, Oligurie und Albuminurie.

◆ Am 3.–4. Tag kann es zur Genesung oder aber nach einer kurzen Besserung zur **„gelben Phase"** kommen, die alle Zeichen eines Leber-Nieren-Versagens zeigt: gemäßigter Ikterus, kaffeesatzartiges Erbrechen („Vomito negro"), Meläna, petechiale Blutungen, Anurie und Koma. Es kommt zwischen dem 4. und 12. Tag zum Tod.

Diagnostisches Vorgehen

◆ Auch in Endemiegebieten ist die Diagnose schwierig.
◆ Der serologische Nachweis ist ab dem 5. Krankheitstag möglich (KBR, Hämaglutinationshemmtest). Titeranstieg deutet auf frische Infektion hin.
◆ Der Virusdirektnachweis ist durch Tierversuch oder Anzüchtung auf Zellkultur nur in Speziallabors möglich.
◆ Post mortem ist der Nachweis in Leberschnitten möglich.

Differentialdiagnose (Tab. 3.4)

Tabelle 3.4　Differentialdiagnose des Gelbfiebers

Krankheiten	Bedeutung	Kommentar
Malaria tropica	+++	vor allem bei Krankheitsbeginn. Parasitennachweis im Blut
Virushepatitiden	+++	Serologie, weniger akuter Beginn
Rückfallfieber	+	typische Epidemiologie
Leptospirose	+	typische Epidemiologie
andere Arbovirosen	+	in Endemiegebieten schwer abgrenzbar, bei Gelbfiebergeimpften eher wahrscheinlich als Gelbfieber
akutes Leber- und Nierenversagen anderer Ursachen, z. B. Vergiftungen	+	Anamnese

Therapie

Symptomatische Therapie.

Prognose

Die Mehrzahl der Infektionen verläuft inapparent oder führt nach längerer Rekonvaleszenzphase zur völligen Heilung. Die Letalität schwankt bei Erkrankten zwischen 10 und 50%.

Prophylaxe

◆ Die *Lebendimpfung* mit 17-D-Impfstoff ist hochwirksam und ist die entscheidende Prophylaxe, individuell und zur akuten Eindämmung von Epidemien (Tab. 2.**2**).
◆ Vektorbekämpfung mit Insektiziden und durch Beseitigung von Brutplätzen ist nur bei urbanem Gelbfieber erfolgreich.
◆ Tropenreisende in Endemiegebieten müssen unbedingt geimpft werden, selbst wenn die nationalen oder internationalen Impfvorschriften dies nicht nachdrücklich fordern.

▬ Japanische Enzephalitis

Definition

Meist inapparente, selten enzephalitische Erkrankung mit JE-Virus (Flavivirus).

Syn.: Japanische B-Enzephalitis   *engl.:* Japanese encephalitis

Epidemiologie

◆ Etwa 50 000 Fälle werden jährlich gemeldet.
◆ Vorkommen in Ostasien, von Sibirien, Japan, den Philippinen, Indonesien, China, Korea, Nordthailand bis Indien und Sri Lanka in Regionen mit Reisfeldern.
◆ In gemäßigten Zonen erfolgt die Übertragung hauptsächlich von Spätsommer bis Frühherbst, in den Tropen während der Regenzeit.

Ätiopathogenese und Pathophysiologie

◆ Reservoir: Mensch, Schweine, Pferde, Vögel,
◆ Übertragung durch reisfeldbrütende Culexarten,
◆ Inkubationszeit: 5 – 15 Tage,
◆ kleine, hämorrhagische, perivaskuläre Nekrosen des Gehirns.

Symptomatik

◆ Meist inapparenter Verlauf (Apparenzrate 0,5 %),
◆ bei schwerem Verlauf: akute Meningoenzephalitis, Stupor, Rigor, Parese.

Diagnostisches Vorgehen

◆ Liquorpunktion: lymphozytäre Pleozytose, mäßig erhöhtes Protein,
◆ Serologie, KBR.

Differentialdiagnose (Tab. 3.5)

Tabelle 3.**5** Differentialdiagnose der Japanischen Enzephalitis

Krankheiten	Bedeutung	Kommentar
zerebrale Malaria	+++	Blutausstrich, Dicker Tropfen
andere enzephalitische Arbovirosen	+++	seltener lokalisierte Paresen
bakterielle Meningitis	++	Liquorbefund: Glucose ↓, Protein ↑, Leukozyten ↑

Therapie

Symptomatische Therapie.

Prognose

Bei schwerem Verlauf beträgt die Letalität ca. 30 %.

Prophylaxe

◆ Totimpfstoff für Menschen (in Deutschland nicht zugelassen, über internationale Apotheken zu beziehen, Fa. Biken, Japan).
◆ Eine Lebendvakzine steht für Haustiere zur Verfügung.
◆ Mückenschutz, vor allem in der Nähe von Reisfeldern (u. U. auch in Stadtrandgebieten).

Rift-Tal-Fieber

Definition

Infektion mit dem von Culex- und Aedesarten übertragenen Rift-Valley-Virus, die auch durch Aerosol erfolgen kann.

Syn.: –   *engl.:* Rift-Valley fever

Epidemiologie

- Vorkommen in weiten Teilen Süd-, Ost- und Zentralafrikas und der westlichen Sahelländer,
- große Epidemien 1977 in Ägypten mit 598 Toten (200 000 geschätzte Infektionen) und 1987 in Mauretanien mit 224 Toten.

Ätiopathogenese und Pathophysiologie

- Erreger: Rift-Valley-Virus; Genus: Phleboviren; Familie: Bunyaviridae,
- Reservoir: verschiedene Säugetiere, besonders Schafe und Rinder, dort seuchenhaftes Auftreten,
- Übertragung durch Stich infizierter Aedes- und Culex-Mücken, beim Menschen überwiegend durch Aerosol, infiziertes Tiermaterial oder nosokomial,
- Inkubationszeit: 2 – 6 Tage,
- Pathophysiologie ähnlich wie bei Gelbfieber mit Leber-, Nieren- und Milzbeteiligung, Vaskulitis und generalisierten Hämorrhagien.

Symptomatik

In den meisten Fällen kurze, akute fieberhafte Erkrankung mit Restitution. Selten hämorrhagischer oder enzephalitischer Verlauf mit Herdsymptomen, auch Erblindung.

Diagnostisches Vorgehen

Verdacht nur aufgrund geographischer Anamnese, Serologie ab dem 4. Tag, Virusisolation aus dem Blut durch Inokulation in Mäuse.

Differentialdiagnose (Tab. 3.**6**)

Tabelle 3.**6**   Differentialdiagnose des Rift-Tal-Fiebers

Krankheiten	Bedeutung	Kommentar
Malaria	+++	Erregernachweis im Blut
andere Arbovirosen	++	epidemiologische Hinweise
Virushepatitiden	+	Antigen-Antikörper-Nachweis

Therapie

Symptomatische Therapie unter intensivmedizinischer Betreuung.

Prognose

Etwa 1 % der Erkrankten entwickelt eine schwere Verlaufsform, mit bleibenden Augenschäden in der Hälfte der Fälle und einer Letalität von über 25 %.

Prophylaxe

◆ Totimpfstoff, jedoch bislang nur für Tierhalter, Laborpersonal etc. indiziert,
◆ Kontrolle von Tierwanderungen, Impfung von Rindern und Schafen.

Bakterielle Infektionen

Pest

Definition

Nagetierseuche, hervorgerufen durch *Yersinia pestis,* gramnegative anaerobe Stäbchen, die durch Nagetier- und Menschenfloh oder bei Pestpneumonie durch Tröpfcheninfektion übertragen werden. Klinisch tritt die Erkrankung als Lymphadenitis, Pneumonie oder Sepsis auf.

Syn.: –   *engl.:* plague

Epidemiologie

◆ Sie kommt vorwiegend als *Naturpest* (Enzootie) vor mit kleineren epidemischen Ausbrüchen oder sporadischen Fällen.

◆ Derzeitige Herdgebiete: Afrika (Madagaskar, Tansania, Zaire), Amerika (Brasilien, Peru, USA) und Asien (China, Kasachstan, Mongolei, Myanmar, Vietnam, 1994 kurzer Ausbruch in Indien erstmals seit 40 Jahren).

◆ Jährlich werden 1000–3000 Erkrankungen gemeldet (bei wahrscheinlich hoher Dunkelziffer).

◆ Massenhaftes Nagetiersterben geht einer Pestepidemie häufig voraus.

Ätiopathogenese und Pathophysiologie

◆ Die Pest besteht als Naturpest im natürlichen Reservoir der wildlebenden Nagetieren fort. Unter veränderten Umständen (z.B. nach Erdbeben oder Flut) werden auch semidomestizierte oder domestizierte Tiere infiziert (Ratten, Katzen), die an der Pest erkranken. Infizierte Flöhe verlassen den sterbenden Wirt und befallen u.U. den Menschen, der wiederum durch den Flohstich infiziert wird.

◆ Die Yersinien gelangen in die Lymphknoten, wo sie sich vermehren und Toxine bilden.

◆ Diese zerstören Lymph- und Blutgefäße und führen so zu Nekrosen in den Lymphknoten (nekrotisierende Lymphadenitis), die als *Bubonen* bezeichnet werden (*Beulenpest,* Bubonenpest).

◆ Durch hämatogene Ausbreitung kommt es zur Sepsis und zum Befall anderer Organe.

◆ Ist die Lunge befallen, kommt es zur *sekundären Pestpneumonie,* die dann eine aerogene Übertragung ermöglicht *(Lungenpest).*

◆ Nach Inhalation des Erregers kann es zur *primären Pestpneumonie* kommen, die einen fulminanten Verlauf nimmt und unbehandelt innerhalb von 24 Std. tödlich endet.

◆ Inkubationszeit der Bubonenpest: 2–8 Tage.

Symptomatik

◆ **Bubonenpest:** Plötzlicher fieberhafter Beginn mit Kopfschmerzen, Übelkeit und Erbrechen. Schmerzhafte Schwellung meist femoraler oder inguinaler Lymphknoten (Flohstiche im Einstromgebiet der LK) und lokaler Ödembildung. Aus diesen Bubonen entleert sich nach einer Woche massenhaft blutiger Eiter.

◆ **Septikämische Pest:** entwickelt sich aus der Beulenpest, Tachykardie infolge Myokarditis, Hämorrhagien, Hepatosplenomegalie, distale Gangrän der Extremitäten („schwarze Pest"), Meningitis.
◆ **Lungenpest:** fulminanter Verlauf mit Schock und Lungenversagen.

Diagnostisches Vorgehen

◆ Blutkultur (20% positiv),
◆ Aspiration aus Bubonen: Ausstrich und Kultur,
◆ Sputum: Ausstrich und Kultur,
◆ Serologie.

Differentialdiagnose (Tab. 3.**7**)

Tabelle 3.**7** Differentialdiagnose der Pest

Krankheiten	Bedeutung	Kommentar
Malaria	+++	keine Lymphknotenschwellung, Blutausstrich
Typhus abdominalis	+++	keine Lymphknotenschwellung, keine Lungenbeteiligung, Blutkultur
bakterielle Sepsis	+++	Blutkultur
Rickettsiosen	+++	wenn Floh- und andere Insektenstiche vorhanden sind
Lymphogranuloma venereum	++	insbesondere bei inguinalen Lymphknoten; Direktnachweis bzw. Antigennachweis im Abstrich
Leistenhernien	+	insbesondere in Afrika häufige „Einweisungsdiagnose"
Meningokokken-meningitis	+	foudroyanter, hämorrhagischer Verlauf, Liquor

Therapie

◆ Bei ausreichend klinischem Verdacht Therapiebeginn noch vor Erregernachweis!!
◆ Streptomycin 15 mg/kg KG alle 12 Std. i.m. für 10 Tage.
◆ Alternativ Tetracyclin 0,5 – 1 g 4mal täglich i.v. für 10 Tage.
◆ Bei meningitischen Verläufen: Chloramphenicol: Initaldosis 25 mg/kg KG, dann 4mal tägl. 15 mg/kg KG für 10 Tage.

◆ Penicilline sind nicht wirksam.
◆ Gesamtletalität: 10%. Bei Pestpneumonie und bei septikämischer Pest unbehandelt annähernd 100%.

Prophylaxe

◆ Ratten- und Flohbekämpfung. Serologische Überwachung von Haustieren (z. B. Hunden), Meldung von Nagetiersterben.
◆ Isolierung der Patienten bis 3 Tage nach klinisch erfolgreichem Ansprechen der antibiotischen Therapie.
◆ Die Chemoprophylaxe mit Tetracyclin ist indiziert bei unmittelbar betroffenem Pflegepersonal ect., alternativ: Fiebermonitoring (4 × tägl.) und sofortige Therapie bei Fieber.
◆ Totimpfstoff ist wegen der starken unerwünschten Wirkungen nur bei hohem Risiko (z. B. Labor) indiziert. In Deutschland ist er nicht erhältlich.

Tropische Borreliosen

Definition

Akute, fieberhafte, durch Läuse übertragene Infektion mit *Borrelia recurrentis,* durch Zecken übertragene Infektion mit *Borrelia duttoni* und anderen Borrelienarten, die die Endothelzellen der Kapillaren befallen und zu entsprechenden Organläsionen führen (Tab. 3.**8**). Lyme-Borreliose tritt in den Tropen nicht auf.

Syn.: Rückfallfieber, Febris recurrens   *engl.:* louse-borne/tick-borne relapsing fever

Tabelle 3.**8**   Tropische Borreliosen

	Epidemisches Läuserückfallfieber	Endemisches Zeckenrückfallfieber
Epidemiologie	weltweit, in kühleren Regionen, kühl-tropische Höhenlagen (Anden, Äthiopien)	in tropischen und subtropischen Regionen, gebunden an Zeckenbiotop
Erreger	*Borrelia recurrentis*	*Borrelia duttoni* und 15 weitere Borrelia-Spezies
Reservoir	Mensch → Laus → Mensch	Nagetiere, Kaninchen, Lederzecke (durch transovarielle Übertragung)

Tabelle 3.**8** (Fortsetzung)

	Epidemisches Läuserück-fallfieber	Endemisches Zecken-rückfallfieber
Überträger	*Pediculus humanus* var. *corporis* (Kleiderlaus)	*Ornithodorus* (15 Spezies) (Lederzecke, Hauszecke)
Übertragung	erregerhaltige Körperflüssigkeit zerdrückter Läuse wird beim Kratzen nach Stich eingerieben	Erreger wird bei Blutmahlzeit der Zecke inokuliert, Kontakt in befallenen Hütten
Ätiologie, Pathogenese	nach Durchdringung der Haut hämatogene und lymphogene Verteilung in innere Organe. Vermehrung in den Kapillaren und Blutsinus, extrazelluläre Nekrose von Endothelzellen	
Symptomatik	Inkubationszeit 4 – 18 Tage bei einer Bakteriämie von 10^6 – 10^8/ml akuter Fieberanfall für 5 – 7 Tage, kritischer Abfall bis Kollaps, Wiederanstieg nach 5 – 9 Tagen. Petechiale Blutungen, Hämorrhagien, Pneumonie, Gliederschmerzen, Nephritis, Meningoenzephalitis	
Diagnostisches Vorgehen	Läusebefall, Zeckenbisse, geographische Anamnese, Blutausstrich, Dicker Tropfen, Borrelien zwischen den Erythrozyten 5 – 20 µm lang, lange Windungen, evtl. Dunkelfeldmikroskop, Serologie	

Differential-diagnose	Krankheiten	Bedeutung	Kommentar
	Malaria	+++	Blutausstrich, Dicker Tropfen
	Läuse- u. Zecken-fleckfieber	++	Serologie
	hämorrhagisches Fieber	+	per exclusionem
	Dengue-Fieber und andere Arbovirosen	+	
Therapie	Tetracycline, Erythromycin 500 mg Einmaldosis UW: Jarisch-Herxheimer-Reaktion Antipyretika, Kreislaufunterstützung, Antihistaminika		
Prognose	Wenn der erste Anfall rechtzeitig erkannt und behandelt ist, gut, ansonsten 2 – 10 % Letalität. Rückfälle sistieren bei leichterem Verlauf nach dem 10. Anfall. Spätrezidive sind möglich		
Prophylaxe	Läuse- und Zeckenbekämpfung in Häusern und bei Haustieren		

■■■ **Rickettsiosen**

___ *Definition* _____

Infektion mit Rickettsien, gramnegativen intrazellulären Bakterien, die alle mit Fieber und (abgesehen vom Q-Fieber) Exanthem einhergehen. Sie werden von Läusen, Flöhen, Zecken oder Milben übertragen.

Syn.: Fleckfieber, Flecktyphus   *engl.:* rickettsial diseases,
                                                  typhus fevers

Epidemiologie

◆ Vorkommen teils ubiquitär, teils regional begrenzt, endemisch oder epidemisch, insgesamt abnehmende Inzidenz (Tab. 3.**9**).
◆ Epidemien vor allem des Läusefleckfiebers stehen häufig im Zusammenhang mit sozialen Notlagen und Menschenansammlungen (z. B. infolge von Kriegen).

Ätiopathogenese und Pathophysiologie

◆ Übertragung erfolgt durch Arthropoden, und zwar bei Läusen, Flöhen und Milben über deren Fäzes und bei Zecken über deren Speichel.
◆ Ausnahme: Q-Fieber (Zoonose): Infektion auf den Menschen erfolgt aerogen.
◆ Die Basisläsion entsteht durch Befall der Endothelzellen der kleinen Blutgefäße. Diese wurden zerstört, wobei weitere Rickettsien frei werden. Es bilden sich lokale Entzündungen und Nekrosen, die das klinische Bild bestimmen.

Symptomatik

Akuter Beginn mit hohem Fieber (Kontinua), starken Kopf- und Gliederschmerzen. Je nach Schwere der Infektion petechial exanthemische oder enzephalitische Symptome im Vordergrund. Das Exanthem tritt in der Regel innerhalb der ersten Krankheitswoche auf (Farbtafel 2, Abb. **1**). (Unterschiede zwischen den einzelnen Krankheiten s. Tab. 3.**9**.)

Diagnostisches Vorgehen

◆ Expositionsanamnese (Zecken-, Floh-, Läusestich),
◆ klinischer Verdacht bei Fieber und Exanthem oder Zeckenstichreaktion,

Tabelle 3.**9** Rickettsiosen des Menschen

Rickettsiose	Vorkommen	Erreger	Vektor	Reservoir	Klinische Merkmale
Läuse					
Typhus exanthematicus (epidemisches o. klassisches Fleckfieber, spotted fever)	weltweit, Epidemien in Kriegen	*R. prowazeki*	Kleiderlaus	Mensch	Inkubationszeit 1 – 2 Wochen; hohes kontinuierliches Fieber; makulöses o. petechiales Exanthem ab 4. – 5. Tag vor allem am Stamm. Letalität unbehandelt 20%
Brill-Zinsser-Krankheit	s. o. sporadisch	endogene Reaktivierung			Rückfall oft Jahre nach Erstinfektion, Verlauf benigne, evtl. bedeutsam für die interepidemische Persistenz des Erregers
Fünftagefieber (Wolhynisches Fieber, febris quintana, french fever)	(Ost-)Europa, Nord- u. Südamerika	*Rochalimaea quintana*	Kleiderlaus	Mensch	intermittierendes Fieber alle 4 – 5 Tage, benigne
Flöhe					
Typhus murinus (murines o. endemisches Fleckfieber)	Tropen u. Subtropen	*R. typhi*	Rattenfloh	Ratte	wie klass. Fleckfieber, jedoch milder. Letalität unbehandelt < 5%

Tabelle 3.9 (Fortsetzung)

Rickettsiose	Vorkommen	Erreger	Vektor	Reservoir	Klinische Merkmale
Zecken					
Rocky Mountains spotted fever (Gebirgsfleckfieber, Neue-Welt-Fleckfieber)	Nord- u. Südamerika	*R. rickettsi*	Schildzecke	wilde Nager, Hund	Inkubationszeit 1 Woche, wie Fleckfieber, Exanthem hämorrhagisch, Ikterus, Erbrechen
Fièvre boutonneuse, u. a. Alte-Welt-Fleckfieber	Mittelmeerraum, Afrika, Asien	*R. conori*, *R. var. piperi*	Zecken	wilde Nager	Inkubationszeit 1 Woche, Exanthem auch im Gesicht, an Handflächen und Fußsohlen (Untersch. zu klass. Fleckf.), dunkler Schorf an Bißstelle (tache noire), Augenbeteiligung
Queensland-Zeckenfieber	Australien	*R. australis*	Zecken	Beuteltier, wilde Nager	s. o.
Nordasiatisches Zeckenfieber	Sibirien, Mongolei	*R. sibirica*	Zecken	wilde Nager	s. o.
Q-Fieber (query fever, Schlachthausfieber)	weltweit, auch Europa	*Coxiella burneti*	Wald- und Rinderzecke, Übertragung auf den Menschen aerogen!	Schaf, Ziege, Rind	Inkubationszeit 2 – 3 Wochen, grippeähnliche Symptome, Fieber kann bis 2 Monate dauern, kein Exanthem, atypische Pneumonie, Endokarditis, Darmblutungen und andere Komplikationen

Tabelle 3.**9** (Fortsetzung)

Rickettsiose	Vorkommen	Erreger	Vektor	Reservoir	Klinische Merkmale
Milben					
Rickettsienpocken (fievre vesiculeuse, rikettsial pox)	Nordamerika, Afrika	*R. akari*	Mäusemilbe	Hausmaus, Ratte	s. o., aber kein Exanthem an Handflächen u. Fußsohlen, Exanthem ähnelt Windpocken. Inkubationszeit bis 2 Wochen
Tsutsugamushi-Fieber (scrub typhus)	Asien, Australien, Pazifikinseln	*R. orientalis*	Milbenlarven	Nager, Vögel	wie klass. Fleckf. Zusätzlich Schwellung regionaler Lymphknoten

◆ Antikörpernachweis im Serum: Weil-Felix-Reaktion (je nach Erreger teilweise unterschiedliche Kreuzreaktion mit Proteus /- 222 O-Antigenen OX -2, OX -19 und OX -K), KBR, spezifische IgG- und IgM-Antikörper und Mikroimmunfluoreszenz.

Differentialdiagnose (Tab. 3.**10**)

Tabelle 3.**10**   Differentialdiagnose der Rickettsiose

Krankheiten	Bedeutung	Kommentar
Typhus abdominalis	+++	ähnliches klinisches Bild (typhoid)
Malaria	+++	kein Exanthem
Masern	+++	rasch konfluierende Exantheme (Kinder)
Meningitis mit Purpura	+++	Rötung entwickelt sich schnell und früh
hämorrhagische Fiebererkrankungen	++	
Influenza	+	kein Exanthem

Therapie

Tetracyclin 25 mg/kg KG tägl. (oder Doxycyclin) oder Chloramphenicol 50 mg/kg KG tägl., anfangs als Initialdosis, an folgenden Tagen verteilt auf 4 Gaben.
Bei Fièvre boutonneuse Therapie nicht unbedingt notwendig.
Therapie wird gut vertragen.

Prognose

Durch Antibiotikabehandlung Letalität < 2% (unbehandelt s. Tab. 3.**9**). Bisweilen monatelange Rekonvaleszenz. Rückfälle bei ungenügender Therapie möglich.

Prophylaxe

◆ Repellentien,
◆ Kontaktinsektizide,
◆ Inspizieren des Körpers auf Zecken und vorsichtiges Entfernen.

◆ Impfstoffe für *Rickettsia prowazeki, R. typhi muium, R. conori, R. rickettsi und C. burneti* stehen für Laborpersonal und ähnliche Risikoberufe zur Verfügung.

Protozoonosen

■■■ **Malaria**

Definition

Sie ist die wichtigste Tropenkrankheit in den Endemiegebieten der Tropen und die wichtigste importierte Tropenkrankheit in Europa. Es kommt zu einem fieberhaften Krankheitsbild durch erythrozytären Befall mit Protozoen der Gattung *Plasmodium:*

P. falciparum – Erreger der lebensbedrohlichen Malaria tropica
P. vivax und P. ovale – Erreger der Malaria tertiana
P. malariae – Erreger der Malaria quartana

Syn.: –   *engl.:* malaria

Epidemiologie

◆ Hauptverbreitungsgebiete: Afrika südlich der Sahara, Süd- und Mittelamerika sowie Süd- und Südostasien.
◆ Die Therapieresistenz der *Malaria tropica* in Südostasien und Afrika nimmt zu.
◆ 36 % (2 Mrd.) der Weltbevölkerung leben in Malariaregionen.
◆ 300–500 Mill. Erkrankungen/Jahr geschätzt, davon 90 % in Afrika.
◆ Ca. 1,5–3 Mill. Tote/Jahr, davon ca. 1 Mill. Kinder unter 5 Jahren.
◆ In Deutschland werden mit steigender Tendenz jährlich etwa 800–1000 Fälle gemeldet, davon 65 % *M. tropica* (s. auch S. 167).

Ätiopathogenese und Pathophysiologie

Plasmodien sind intrazelluläre Protozoen. Vier menschenpathogene Formen sind bekannt, die drei verschiedene Krankheitsbilder verursachen (Tab. 3.**11**).
Infektionszyklus (Abb. 3.**1**): Hauptwirt und Überträger der Malaria sind weibliche Stechmücken (60 Arten der Gattung *Anopheles*), die zur Eireifung menschliches Blut benötigen. Deren typisches Biotop bestimmt die Verbreitung der Malaria.

1. Während des Mückenstichs gelangen Sporozoiten mit dem Speichel der Mücke in die menschliche Blutbahn.

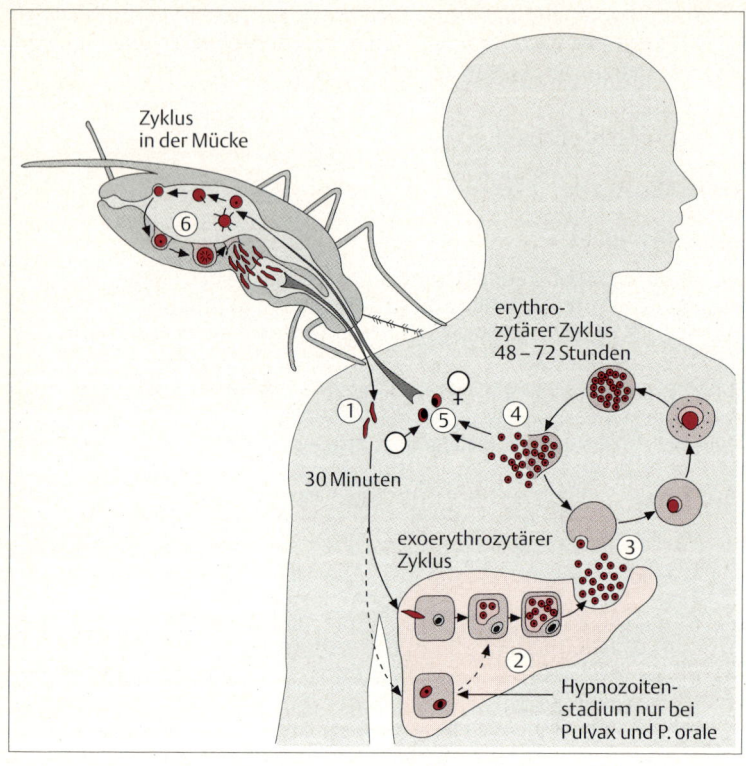

Abb. 3.**1**   Entwicklungszyklus der Malariaplasmodien in Mücke und Mensch.

2. 30 Min. nach Inokulation dringen die Sporozoiten in die Leberparenchymzelle ein und entwickeln sich durch 48 stündliche Teilung zu einem die Leberzelle ausfüllenden Gewebsschizonten *(exoerythrozytäre Phase)*.
3. Es kommt zur Ruptur der befallenen Zellen, und die frei gewordenen Merozoiten haften sich über spezifische Rezeptorproteine an der Erythrozytenmembran an, stülpen diese ein und entwickeln sich in einer so geschaffenen parasitophoren Vakuole über ein „Ringstadium" zu reifen Blutschizonten *(erythrozytäre Phase)*.
4. Deren Teilungsformen dringen nach Ruptur der befallenen Erythrozyten sofort in benachbarte freie Erythrozyten ein, und der erythrozytäre Zyklus beginnt von neuem.

Tabelle 3.**11**   Parasitologische und klinische Merkmale der Malaria

Krankheit	Erreger	Exoerythrozytäre Phase ≙ Inkubationszeit	Erythrozytäre Phase	Klinische Merkmale
Malaria tropica	*P. falciparum*	7 – 15 Tage bildet *keine* Leberhypnozoiten	48 Std., periodisches Fieber jedoch selten	potentiell tödlicher Verlauf, Therapieresistenz verbreitet. I. d. R. keine Rezidive nach erfolgter Abheilung
Malaria tertiana	*P. vivax*	12 – 18 Tage bildet Leberhypnozoiten	48 Std.	benigne Verlaufsform. Rezidive bis 2 J. nach Infektion
	P. ovale			benigne Verlaufsform. Rezidive bis 5 J.
Malaria quartana	*P. malariae*	18 – 40 Tage bildet *keine* Leberhypnozoiten	72 Std.	benigne Verlaufsform, Rezidive bis 30 J. nach Infektion möglich

5. Einige Merozoiten entwickeln sich zu geschlechtlichen Mikrogametozyten (m.) und Makrogametozyten (f.) und werden als solche beim Saugakt von der Mücke (Hauptwirt) aufgenommen.
6. Im Mückenmagen findet die Befruchtung der weiblichen Gameten durch die männlichen Gameten statt. Die dadurch entstandene Zygote entwickelt sich zu einem Ookineten, der die Magenwand durchdringt und zur Oozyste wird. Diese enthält massenhaft Sporozoiten, die nach Freiwerden in die Speicheldrüse der Mücke gelangen.
7. Bei *P. vivax* und *P. ovale* verbleiben einige Leberschizonten als einzellige Hypnozoiten in einer Ruhephase. Diese Phase kann Monate und Jahre dauern. Durch bislang kaum bekannte Faktoren wird die weitere Entwicklung zu reifen Gewebsschizonten angeregt und Merozoiten entstehen, die erneut Erythrozyten befallen, so daß es zu den bekannten Rezidiven kommt.
8. Bei *P. malariae* nimmt man an, daß die Rezidive von Blutschizonten ausgehen, die in sehr geringer Zahl im Blutkreislauf persistieren.
9. Bei *P. falciparum* keine Rezidive.

Pathophysiologie: Das klinische Bild der Malaria wird durch den Befall bzw. den Zerfall der Erythrozyten bestimmt. Für die Malaria tropica werden folgende Mechanismen diskutiert:

◆ Hohe Parasitendichte durch Befall von Erythrozyten aller Altersstufen.
◆ Verbrauch erythrozytären Sauerstoffs durch den Parasiten, dadurch lokale und systemische Hypoxie.
◆ Gesteigerter Glucosebedarf im befallenen Erythrozyten, dadurch Hypoglykämie und Lactatazidose.
◆ Zerplatzen der Erythrozyten führt zur hämolytischen Anämie und Aktivierung von Makrophagen.
◆ Durch Ausbildung von „knobs" auf der Membran befallener Erythrozyten erfolgt deren Adhärenz am Kapillarendothel, in deren Folge: kapilläre Stase, lokaler Hypoglykämie, Anoxie und Lactatazidose, Befall aller Organe, insbesondere Gehirn.
◆ Freiwerden von TNF durch Aktivierung von Makrophagen, dadurch Fieber, Leukozytenaktivierung, Dyserythropoese, Permeabilitätssteigerung alveolokapillarer Membranen.
◆ Bewohner in Endemiegebieten erwerben im Verlauf mehrerer Jahre eine Teilimmunität, die ein abgeschwächtes Krankheitsbild bewirkt, nicht jedoch die Infektion verhindert.
◆ Angeborene Schutzfaktoren:
  – Genetisch bedingte Hämoglobinopathien (z.B. Glucose-6-Phosphatdehydrogenase-Mangel, Thalassämie, Heterozygotie

des Sichelzellgens) schützen durch verminderte Erythrozytenresistenz gegenüber oxidativem Streß vor massiven Parasitämien und bewirken verminderte Letalität.
– Fehlendes Duffy-Blutgruppenantigen (gegen *P. vivax*).

Symptomatik

Malaria tropica: Die Symptomatik ist insgesamt uncharakteristisch. Viele der unten genannten Symptome können fehlen:

- uncharakteristischer, oft ansteigender Fieberverlauf (über 38,5 °C), ohne erkennbaren Rhythmus,
- Kopf- und Gliederschmerzen, Abgeschlagenheit,
- Schüttelfrost, Schweißausbruch,
- Schwindel, Bewußtseinsstörung,
- Erbrechen, Abdominalschmerzen, Diarrhö,
- Husten, Dyspnoe,
- konzentrierter Urin,
- Hepatosplenomegalie.

Malaria tertiana und quartana: Die Symptomatik ist insgesamt schwächer. Das Fieber neigt zu rhythmischem Verlauf (48 bzw. 72 Std.).
Komplikationen nur bei Malaria tropica (eines oder mehrere der folgenden Zeichen):

- zerebrale Malaria (Koma Grad II),
- wiederholte generalisierte Konvulsionen,
- schwere normozytäre (hämolytische) Anämie (HKT $< 15 - 20\%$, Hb $< 5 - 6$ g/dl $= 3,1 - 3,7$ mmol/l),
- Niereninsuffizienz (Diurese < 12 ml/kg KG/24 Std.),
- Lungenödem,
- Hypoglykämie (< 40 mg/dl $= 2,2$ mmol/l),
- Kreislaufkollaps (Blutdruck systolisch < 70 mmHg),
- disseminierte intravasale Gerinnungsstörung (DIC),
- massive Hämoglobinurie,
- Azidose (arterielle pH $< 7,25$),
- cave: paradox niedrige Parasitämie bei kapillarer Stase in befallenen Blutstromgebieten,
- Thrombozytopenie indirekt pathognomonisch!

Weitere Hinweise sind: Eintrübung ohne Koma, Hyperparasitämie (bei Nichtimmunen besteht bereits ein akut lebensbedrohlicher Zustand, wenn mehr als 5 % der Erythrozyten befallen sind), Ikterus und Hyperthermie.

Malaria in der Schwangerschaft:

◆ Schwangere haben ein erhöhtes Erkrankungsrisiko. Es kann zu lebensbedrohlichen Anämien kommen.
◆ Malaria führt zu verringertem Geburtsgewicht, Gefahr der Früh- und Fehlgeburt.
◆ Eine transplazentare Übertragung der Malaria ist möglich, aber selten.

Malaria bei Kindern:

◆ Geht häufig einher mit Husten, Gastroenteritis und febrilen Konvulsionen.
◆ Bei Malaria tropica häufig komplizierte Malaria.
◆ Bei Malaria tertiana häufig febrile Kachexie.
◆ Bei Malaria quartana kann ein nephrotisches Syndrom auftreten.

Diagnostisches Vorgehen

◆ Dran denken: Tropenanamnese! Malaria ist die wichtigste akut lebensbedrohliche importierte Tropenkrankheit außerhalb der Endemiegebiete.
◆ Dicker Tropfen (Bluttropfen zirkulär auf dem Objektträger ausstreichen und antrocknen lassen, Giemsa-Anfärbung) bewirkt gegenüber dem Ausstrich eine Anreicherung um den Faktor 20–40 und ist zur Diagnose bei niedriger Parasitämie (0,1‰) unverzichtbar.
◆ Blutausstrich (insbesondere zur Differenzierung der unterschiedlichen Plasmodien) (Farbtafel 1).
◆ Cave: bei schwerer Malaria tropica kann es durch kapillare Stase zu niedriger peripherer Parasitämie kommen, die nach Therapiebeginn zunächst ansteigen kann.
◆ QBC (quantitative buffy coat) hat ähnliche Sensibilität wie Dicker Tropfen, rascheres Ergebnis, jedoch teuer.
◆ Die Serologie ist nicht zur akuten Diagnose geeignet, sondern hat lediglich katamnestische und epidemiologische Bedeutung.

Der Direktnachweis im Blut ist *nicht* nur im Fieberschub positiv, wenngleich er dann am deutlichsten ist.

Praxistip

Jedes Fieber nach Tropenaufenthalt ist malariaverdächtig. Die frühe Diagnose ist daher entscheidend für das Leben des Patienten.

Informationsblatt für Tropenreisende

Tabelle 5.2 Reiseapotheke

Medikament/Mittel	Bemerkungen
persönliche Dauermedikamente z. B. die „Pille", Diabetes- und Herzmedikamente	Klären Sie zuvor mit dem Arzt mögliche Wechselwirkungen mit Malariamedikamenten ab
Malariamedikamente	gemäß der aktuellen und individuellen Empfehlung Ihres Arztes
Fieberthermometer	am besten elektronisch, da weniger zerbrechlich als Quecksilberthermometer
Ersatzbrille	Kontaktlinsenträger sollten im Flugzeug und bei staubigem Wetter eine Brille tragen
Sonnenschutzcreme	Schutzfaktor je nach Reiseziel und Hauttyp
Repellentien („Mückenabwehrmittel") Diethyltoluamid (Autan); Butylacetamidopropionsäure (Perysan); (Mepha Sport-Gel, Zanzarin Bio-Hautschutzöl)	Die beiden Erstgenannten sind nachweislich die Wirksamsten. Sie sollten nicht auf die Schleimhäute geraten und nicht bei Kleinkindern angewandt werden.
Antiallergie-Gel (Antihistaminikum) Bamipin-, Diphenhydramin- oder Clemastin-Gel	gegen allergische Reaktionen auf Insektenstiche und zur Behandlung von Sonnenbrand
Wunddesinfektionsmittel Polyvidon-Jod-Salbe	Antibiotikahaltige Präparate sind nicht sinnvoll
Schmerz- und fiebersenkende Mittel Paracetamol oder Acetylsalicylsäure	
Elektrolytlösung (Elotrans, Saltadol)	zum Salz-Wasser-Ausgleich bei starkem Durchfall
„Durchfallmittel" (Darmmotilitätshemmer) Loperamid	Zur kurzzeitigen Anwendung, um starken Durchfall zu stoppen. Dies ersetzt keine gezielte Therapie!
Mittel gegen Reise- und Seekrankheit Scopolamin-Membranpflaster, Cinnarizin-Kapseln	Ausreichende Zeit vor Reiseantritt einzunehmen. Fahren von Fahrzeugen und Bedienen von Maschinen ist während und auch nach der Einnahme zu unterlassen
Augentropfen Tetryzolin, Phenylephrin	zur unspezifischen Behandlung bei Reizung der Augen durch Trockenheit oder Staub (z. B. im Flugzeug)
Antibiotika z. B. Cotrimoxazol	Zur Behandlung fieberhafter blutiger Durchfälle oder Harnwegsinfekte. Nur wenn ärztl. Behandlung nicht möglich!
Verbandmaterial u. ä. Splitterpinzette, Mullbinden, Mullkompressen, elastische Binde, Verbandsschere	zur ersten Versorgung einfacher Wunden
Kondome	für den erwarteten oder unerwarteten „Fall, daß . . ."

Malaria

Malaria ist sicher die **wichtigste Tropenkrankheit** für Reisende. Immer noch erkranken in Deutschland jährlich Hunderte von Menschen an Malaria, weil sie sich während ihrer Reise nicht ausreichend geschützt hatten. Da die Malaria von Mücken übertragen wird, besteht der Schutz zum einen in der **Verhinderung von Mückenstichen** („Mückenschutz", Expositionsprophylaxe) und zum anderen in der **vorbeugenden Einnahme von Medikamenten,** die im Falle einer Malaria-infektion sofort den Erreger im Körper bekämpfen können (Chemoprophylaxe). Eine wirksame Impfung gegen Malaria gibt es weltweit noch nicht!

Expositionsprophylaxe (Mückenschutz)

Malariamücken stechen vor allem abends und frühmorgens, so daß besonders dann folgende Maßnahmen durchzuführen sind:
- Ziehen Sie helle Kleidung mit **langen Ärmeln und langen Hosenbeinen** an.
- Reiben oder sprayen Sie die unbedeckten Körperteile mit **Mückenabwehrmittel** ein.
- Benutzen Sie spezielle **Räucherspiralen und Pyrethrumsprays** für die Wohnräume.
- Benutzen Sie nachts **Moskitonetze.**
- Halten Sie die Schlafräume gut **belüftet und gekühlt.** Lassen Sie dabei die **Fliegengitter** vor den Fenstern geschlossen.

Medikamentöser Schutz (Chemoprophylaxe)

Eine Reihe von Medikamenten stehen zur Verfügung, die individuell auf ihre Verträglichkeit und die regionale Situation im Reiseland abgestimmt werden müssen. **Diese Entscheidungen sollten Sie immer mit einem Arzt besprechen, der die aktuelle Malariasituation in Ihrem Zielland kennt.** Diese Chemoprophylaxe muß **rechtzeitig** vor Erreichen des Malariagebietes und bis 4 Wochen nach Rückkehr **regelmäßig** durchgeführt werden. Schwangere und Kleinkinder müssen besonders gut – auch mit Medikamenten – geschützt werden. Wenn die Medikamente auch keinen hundertprozentigen Schutz garantieren können und manchmal auch Nebenwirkungen haben, so muß man immer bedenken, wie schnell man durch eine Mücke infiziert werden kann und wie schnell die Malaria – vor allem bei uns Europäern – tödlich verlaufen kann.

Was tun bei Malariaverdacht?

Bei Reisen in einem Malariagebiet, aber **auch mehrere Monate nach Rückkehr** besteht bei jedem **Fieber** zunächst **Malariaverdacht.** Weitere Anzeichen sind schweres Krankheitsgefühl, Schüttelfrost sowie Kopf- und Gliederschmerzen. Man sollte in einem solchen Fall noch im Urlaubsland **sofort einen Arzt aufsuchen.** Wenn ärztliche Hilfe nicht erreichbar ist, sollte man eigenhändig mit einer Notfallbehandlung beginnen. Für diesen Fall bekommen Sie von Ihrem Arzt ein spezielles **Notfallmedikament** verordnet.

Reiseapotheke

Dies ist nur eine grobe Empfehlung, die sie im Einzelfall mit Ihrem Arzt besprechen sollten (Tab. 5.**2**).

Allgemeines zum Gesundheitsrisiko bei Tropenreisen

Das Gesundheitsrisiko hängt nicht nur von dem Reiseziel, sondern auch von einer Reihe anderer Faktoren ab:

- Dauer und **Art der Reise:** Rucksackreise, Pauschalreise etc.,
- **hygienische Bedingungen** der Unterkünfte und Speisen,
- **Alter** und **Vorerkrankungen** der Reisenden,
- gesundheitliche Vorbereitung mittels **Impfungen** und **Malariamedikamenten.**

Die Gesundheitsgefahren für **Schwangere und Kleinkinder** sind bei Reisen in die Tropen viel höher als für andere Menschen. Man sollte sich deshalb gut überlegen, ob in solch einem Fall die Reise so wichtig ist. Ebenso stellen bestimmte Vorerkrankungen wie z.B. **Herz- und Kreislaufschwäche, Bluthochdruck und Diabetes** ein erhöhtes Risiko dar, das sehr sorgfältig mit dem Arzt abgewogen werden sollte.

Was Sie grundsätzlich beachten sollten:

- Suchen Sie mindestens **6 Wochen vor Reiseantritt** einen Arzt (Hausarzt, Tropeninstitut, Gesundheitsamt) auf, um die notwendigen Impfungen und Medikamenteneinnahmen rechtzeitig planen und durchführen zu können.
- **Bereiten** Sie sich auf die klimatischen und hygienischen Bedingungen ihres Reiselandes vor.
- Sparen Sie nicht an den **Impfungen,** auch wenn nicht alle von der Krankenkasse erstattet werden. Denken Sie daran, wie teuer alleine der Flug für Ihre Reise ist und wieviel Geld vergeudet wäre, wenn Sie während der Reise schwer erkranken würden. Einen Teil der Reisekosten sollten Sie auch für Ihre Gesundheit investieren!
- Wenn Sie im Reiseland erkranken, suchen Sie im Zweifelsfall bereits im Ausland ärztliche Hilfe auf, und verschieben Sie den Arztbesuch nicht auf die Rückkehr nach Hause.
- Auch **Monate nach Rückkehr** aus den Tropen können Krankheiten auftreten. Erinnern Sie Ihren Hausarzt an Ihren zurückliegenden Tropenaufenthalt, wenn Sie Beschwerden haben.

Durchfall

Durchfall ist das häufigste Gesundheitsproblem bei Tropenreisen. Oft tritt er schon während der Reise auf und klingt nach wenigen Tagen von selbst ab. Wenn **Blut im Stuhl** ist, der Durchfall **länger** andauert, erst nach Rückkehr auftritt oder von **Fieber** begleitet ist, dann sollte ein Arzt aufgesucht werden. Zur sofortigen Therapie des Durchfalls empfiehlt es sich, viel Flüssigkeit mit **oralen Elektrolytlösungen** (s. Reiseapotheke) zu sich zu nehmen, um einem Wasser- und Salzverlust vorzubeugen.

Am wichtigsten ist jedoch die **Vorbeugung.** Nehmen Sie möglichst nur folgendes zu sich:

- gut **gekochtes** Gemüse und Fleisch,
- **geschältes** oder zumindest mit sauberem Wasser gespültes Obst,
- **abgekochtes** oder ausreichend behandeltes, Trinkwasser,
- Getränke aus frisch geöffneten Flaschen **ohne Eiswürfel.**

Informationsblatt für Tropenreisende

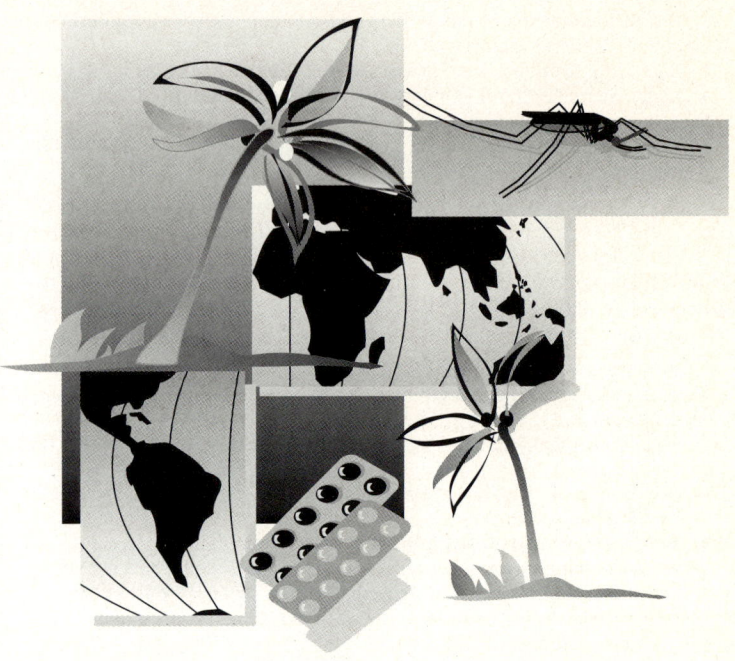

Liebe Leserin, lieber Leser,
Sie haben die Absicht, in die Tropen zu reisen. Wie Sie sicher wissen, ist dies zum Teil mit gewissen Gesundheitsrisiken verbunden. Damit Sie möglichst gesund wieder nach Hause kommen, sollten Sie dieses Merkblatt lesen und gemeinsam mit Ihrem Arzt oder Ihrer Ärztin die gesundheitliche Vorbereitung der Reise durchsprechen. Weitere Informationen erhalten Sie auch bei den Gesundheitsämtern oder bei Tropenmedizinischen Instituten.

Auszug aus:
H.-J. Diesfeld, G. Krause
Praktische Tropen- und Reisemedizin
Diagnose und Therapie von Tropenkrankheiten

Thieme Verlag
Stuttgart 1997

Dicke Tropfen und Ausstriche sollten unverzüglich mehrfach angefertigt und bei bestehendem Verdacht wiederholt werden. *Nicht* erst auf nächsten Fieberschub warten!! Wenn der Ungeübte nach wenigen Minuten Plasmodien findet, bedeutet dies eine lebensgefährliche Parasitendichte.

Differentialdiagnose (Tab. 3.**12**)

Tabelle 3.**12**   Differentialdiagnose der Malaria

Krankheiten	Bedeutung	Kommentar
grippaler Infekt	++++	mit leichten Formen bzw. beginnender Malaria zu verwechseln, vor allem nach Rückkehr aus den Tropen
Typhus abdominalis	+++	oft sehr ähnlich, Blutkultur, Ausschluß Malaria
bakterielle Sepsis	++	Herd?, Blutkultur
Hitzschlag	++	Anamnese, Malariaausschluß
Meningitis, Meningoenzephalitis	++	Liquorpunktion
fulminante Hepatitiden	+	Lebertransaminasen
Koma anderer Genese	+	z. B. hypoglykämischer Schock, intrakranielle Blutung, zerebraler Infarkt

Therapie

Malaria tropica: Durch Ausbildung von Resistenz des *Plasmodium falciparum* wird die Therapie der M. tropica zunehmend erschwert.
Zur Wahl der Therapeutika s. Tab. 3.**13**. Sie richtet sich nach dem klinischen Bild und der vermutlichen Resistenzsituation (Abb. 3.**2**). Die Therapie sollte stets stationär erfolgen, und eine intensivmedizinische Betreuung sollte für den Fall der Verschlechterung zur Verfügung stehen. Der supportiven Therapie, die sämtliche intensivmedizinischen Maßnahmen bis hin zur Austauschtransfusion beinhalten kann, kommt gerade bei der komplizierten Malaria eine lebensrettende Bedeutung zu.

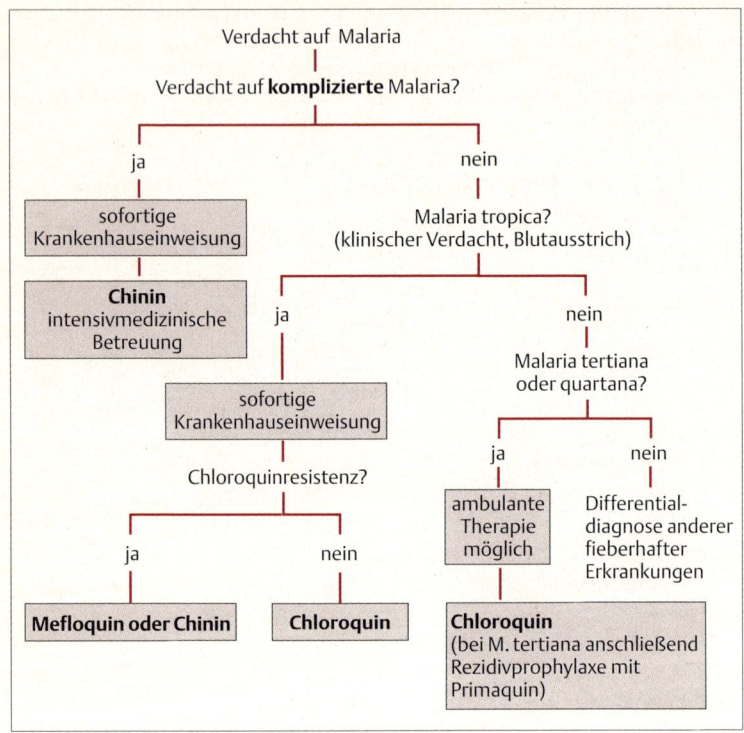

Abb. 3.**2**   Therapeutisches Vorgehen bei Malariaverdacht.

━━━ **Praxistip**

Der Verdacht auf Malaria tropica ist ein internistischer Notfall! Die Therapie muß im Zweifelsfall vor bzw. ohne Plasmodiennachweis im Blut erfolgen.   ━━━

Malaria tertiana und quartana: *Plasmodium ovale* und *P. malariae* sind chloroquinempfindlich. Nur vereinzelt wird Resistenz bei *P. vivax* beobachtet. Malaria tertiana und quartana können in der Regel gut mit Chloroquin und meist ambulant behandelt werden. Bei M. tertiana sollte nach der Therapie eine 2wöchige Einnahme von Primaquin zur Rezidivprophylaxe erfolgen.

Neue Medikamente: Qinghaosu ist eine pflanzliche Substanz mit schizontizider Wirkung. Ihre Derivate Artemisinin, Artesunate und Artemether scheinen wirksam bei der Behandlung chloroquinresistenter

Tabelle 3.13 Malariatherapeutika

Medikament	Indikation	Plasmodium-falciparum-Resistenz	Therapeutische Dosierung	Unerwünschte Wirkungen (UW), Wechselwirkungen (WW), Kontraindikation (KI)
Chloroquin (Weimerquin, Resochin)	Therapie einfacher Malaria tropica ohne Verdacht auf Resistenz sowie M. tertiana u. quartana Prophylaxe allein oder in Kombination mit Proguanil	Süd- u. Südostasien, Afrika, Amazonasbecken	1. initial 600 mg Base (10 mg/kg KG) 2. nach 6 Std. 300 mg (5 mg/kg KG) 3. am 2. und 3. Tag je 300 mg	UW: Übelkeit, Kopfschmerzen, Blutdruckabfall, Haarausfall
Chinin (Chininum)	Therapie der komplizierten Malaria Therapie der einfachen M. tropica, wenn Parasitämie > 2% oder orale Medikation nicht möglich oder Mefloquin- oder Halofantrintherapie erfolglos war	Südostasien, insb. Thailand	1. 20 mg/kg KG über 4 Std. in 5% Glucose (Aufladedosis), nach 8 Stunden 2. 10 mg/kg KG über 4 Std. alle 8 Std. 3. frühstmögl. Umstellung auf orale Therapie (Chininsulfat) Gesamtdauer der Therapie 7–10 Tage	UW: Hypotonie, Hypoglykämie, Tinnitus, Seh- u. Hörstörungen, myokardiale Überleitungsstörung, vorzeitige Wehen WW: Mefloquin u. Halofantrin, Digoxin

Tabelle 3.**13**   (Fortsetzung)

Medikament	Indikation	Plasmodium-falciparum-Resistenz	Therapeutische Dosierung	Unerwünschte Wirkungen (UW), Wechselwirkungen (WW), Kontraindikation (KI)
Mefloquin (Lariam)	Therapie der einfachen M. tropica ohne Organbeteiligung, wenn orale Medikation möglich und keine vorangegangene Prophylaxe o. Therapie mit Mefloquin o. Halofantrin erfolgt ist	Südostasien, insb. Thailand	1. initial 750 mg 2. nach 8 Std. 500 mg 3. nach weiteren 8 Std. 250 mg (letzte Gabe entfällt bei KG < 60 kg) Gesamtdosis 25 mg/kg KG	UW: Übelkeit, Erbrechen, Schwindel, Konvulsionen, psychopathologische Erscheinungen, Bradykardie KI: Schwangerschaft u. Kinder < 15 kg WW: Ca-Antagonisten, β-Blocker, Chinin, Halofantrin (T$^1/_2$ Mefloquin ≅ 21 Tage)
Halofantrin (Halfan)	Therapie der einfachen M. tropica äußerst restriktive Indikation, nur bei unauffälligem EKG zur „Stand-by"-Medikation nicht mehr empfohlen nicht zur Prophylaxe		Bei KG > 40 kg: 1. 3mal 2 Tbl. (à 250 mg) jeweils im Abstand von 6 Std. als Eintagesdosis (= 1500 mg) 2. bei Nichtimmunen Wiederholung nach 1 Woche	UW: lebensbedrohliche ventrikuläre Rhythmusstörungen, Übelkeit, Schwindel, Juckreiz KI: Schwangerschaft; vorhandene QT-Zeit-Verlängerung sowie Medikamente, die diese verlängernd beeinflussen
Sulfadoxin-Pyrimethamin (Fansidar)	in Deutschland nicht mehr zugelassen. in Endemiegebieten häufig zur Therapie der M. tropica eingesetzt nicht zur Prophylaxe	Südostasien, Ostafrika, Südamerika	Erwachsene: einmalig 3 Tbl. (1 Tbl. enthält 500 mg Sulfadoxin und 25 mg Pyrimethamin)	UW: Lyell-Syndrom, Stevens-Johnson-Syndrom, Agranulozytose KI: Schwangerschaft, Sulfonamidunverträglichkeit, Folsäuremangel

Differentialdiagnose der Malariaplasmodien im Blutausstrich (aus Kayser, F. H., K. A. Bienz, J. Eckert, J. Lindemann: Medizinische Mikrobiologie, 8. Aufl. Thieme, Stuttgart 1993).

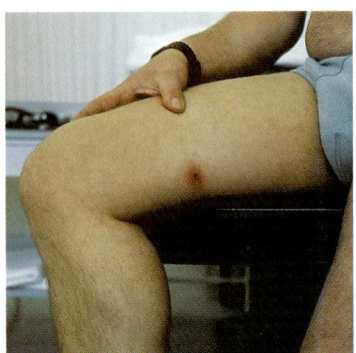

Abb. **1**   Zeckenfleckfieber.

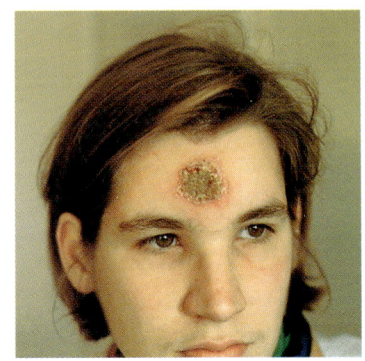

Abb. **2**   Kutane Leishmaniase (alte Welt).

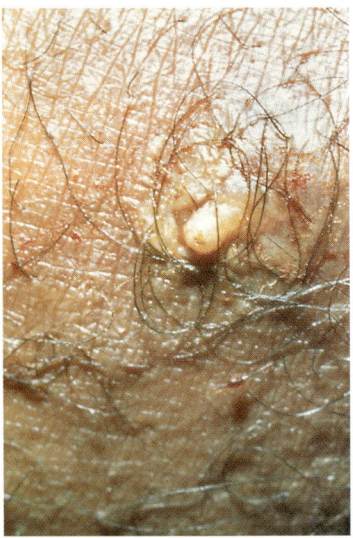

Abb. **3**   Myiasis.

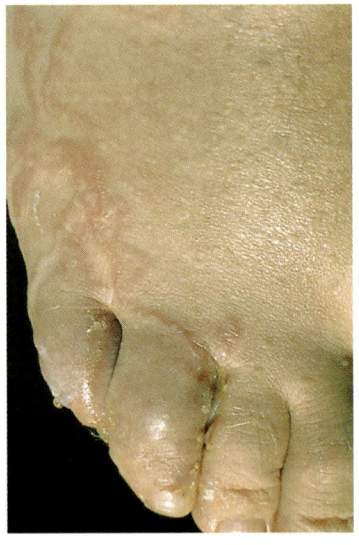

Abb. **4**   Larva migrans cutanea.

Tabelle 3.13 (Fortsetzung)

Medikament	Indikation	Plasmodium-falciparum-Resistenz	Therapeutische Dosierung	Unerwünschte Wirkungen (UW), Wechselwirkungen (WW), Kontraindikation (KI)
Primaquin	Rezidivprophylaxe nach Therapie einer Malaria tertiana	nicht zur Therapie von P. falciparum	15 mg/Tag für 14 Tage	UW: gastrointestinale Beschwerden KI: Glucose-6-Phosphatdehydrogenase-Mangel (Gefahr der Methämoglobinbildung und Hämolyse)
Proguanil (Paludrine)	Prophylaxe in Regionen mit Chloroquinresistenz, nur in Kombination mit Chloroquin wirksam		nicht zur Therapie	UW: Magen-Darm-Beschwerden, Haarausfall
Doxycyclin	Therapie und Prophylaxe bei mefloquin- und chininresistenter Malaria		200 mg tägl. zusätzlich zur Chinintherapie	UW: phototoxische Wirkung, Störung der Zahnentwicklung, Fetopathien KI: Schwangerschaft, Kinder < 8 Jahre

Malaria zu sein. Sie stehen zur Routinebehandlung noch nicht zur Verfügung.

Prognose

Beim nichtimmunen Patienten ist die Malaria tropica oft eine uncharakteristische, schnell progrediente Erkrankung, die bei zu spät einsetzender Therapie tödlich verlaufen kann. Bei einer Parasitämie von > 5%: Beginn eines lebensgefährlichen Verlaufs!

Malaria tertiana und quartana enden auch unbehandelt so gut wie niemals tödlich und heilen allenfalls nach einigen Rückfällen spontan aus.

Prophylaxe

Bekämpfung: Groß angelegte Malariabekämpfungsmaßnahmen nach dem zweiten Weltkrieg sind in den Tropen weitgehend geschei-

Tabelle 3.**14**   Malariachemoprophylaxe für Reisende

Zone (Abb. 3.3)	Expositionsprophylaxe (immer) vor allem bei Dämmerung und Dunkelheit	Chemoprophylaxe (wenn, dann:) Beginn 1 Woche vor Einreise in bis 4 Wochen nach Rückkehr aus Malariagebiet	(und/oder) Therapiereserve („stand-by")
A		Chloroquin (300 mg Base einmal/Woche)	Chloroquin
B	bedeckende Kleidung, Hautrepellentien, kühle, ventilierte Räume, Räucherspiralen (Mosquito coils), imprägnierte Mückennetze	Chloroquin (300 mg/ Woche) und Proguanil (200 mg tägl.)	Mefloquin
C		Mefloquin (250 mg einmal/Woche) (in Regionen mit Mefloquinresistenz: Doxycyclin)	keine

Abb. 3.**3**   Auftreten von Malaria und Einteilung in Risikogruppen (A, B, C) (aus ▶ WHO: Reisen und Gesundheit. Kilian, Marburg 1996).

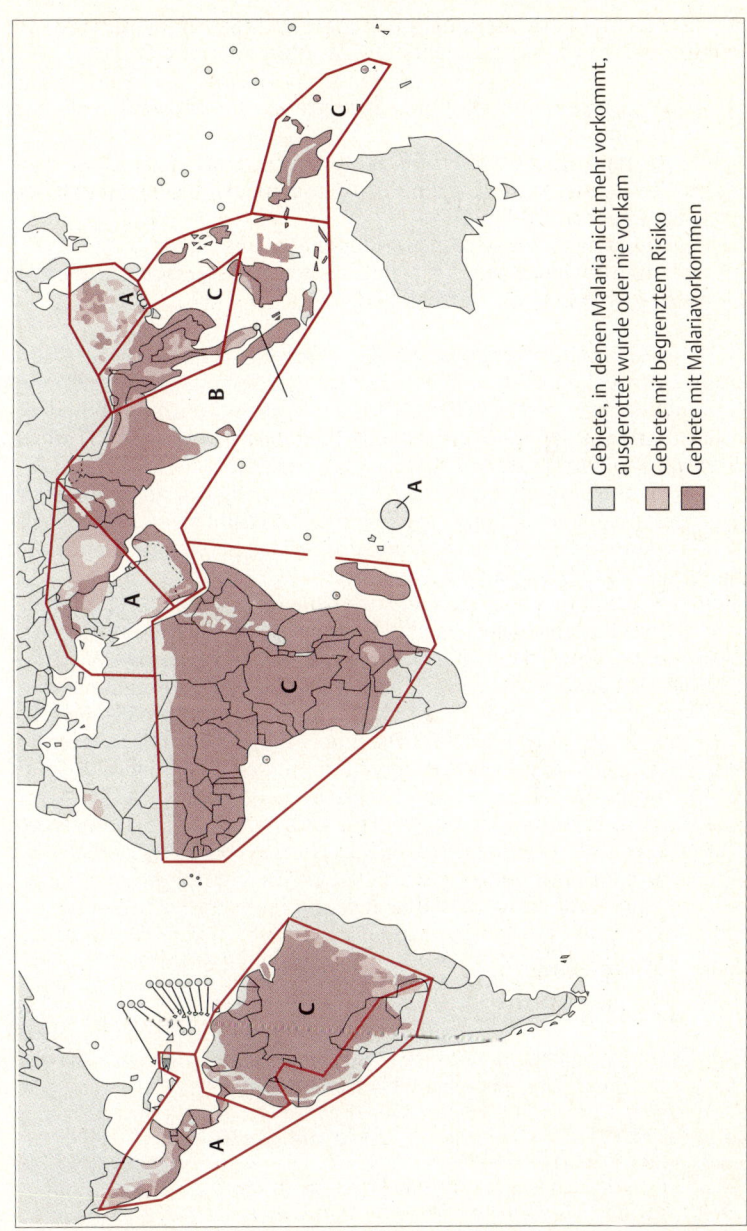

Gebiete, in denen Malaria nicht mehr vorkommt, ausgerottet wurde oder nie vorkam

Gebiete mit begrenztem Risiko

Gebiete mit Malariavorkommen

tert; Devise der WHO ist daher nicht mehr die Ausrottung, sondern die Kontrolle der Malaria. Dazu gehören u. a. folgende Maßnahmen:

- Mückenbekämpfung durch Sprayen von Kontaktinsektiziden in Häusern,
- permethrinimprägnierte Moskitonetze,
- Bekämpfung von Mückenbrutplätzen mit chemischen und biologischen Larviziden (BTI),
- Besprühen der Hausinnenwände mit Insektiziden,
- Massenbehandlung des menschlichen Reservoirs mit gametoziden Mitteln (wenig erfolgreich).

Individuelle Prophylaxe: Zur breiten Anwendung geeignete Impfstoffe dürften in absehbarer Zeit nicht zur Verfügung stehen. Der in Kolumbien entwickelte Impfstoff Spf66 ergab in kontrollierten klinischen Studien bei Kindern in Tansania 1994 und in Gambia und Thailand 1995 keine oder nur unzureichende Wirksamkeit.

Die individuelle Malariaprophylaxe besteht aus der *Expositionsprophylaxe,* der *Chemoprophylaxe* sowie der Mitnahme einer *Therapiereserve* („stand-by"). Letztere ist keine Prophylaxe im eigentlichen Sinne; Reisende sollten sie dann einsetzen, wenn Fieber oder andere malariaähnliche Symptome auftreten und ärztliche Hilfe nicht unmittelbar erreichbar ist. Eine ärztliche Untersuchung ist jedoch auch dann anzustreben. Die Notwendigkeit einer Chemoprophylaxe sowie die Wahl des Chemoprophylaktikums hängen vom individuellen und regionalen Infektionsrisiko sowie von Aufenthaltsdauer, Verträglichkeit etc. ab. Tab. 3.**14** gilt als grobe Richtlinie. Die Empfehlungen zur Malariaprophylaxe unterliegen jedoch Änderungen und müssen auch innerhalb eines Landes unterschiedliche epidemiologische Bedingungen berücksichtigen. Aktuelle Informationen speziell für Kinder und Langzeitaufenthalte sollten bei den Tropeninstituten, entsprechenden Beratungsstellen oder der Deutschen Tropenmedizinischen Gesellschaft eingeholt werden. Konkrete Empfehlungen zu Hautrepellentien werden S. 22 genannt.

■■■■ **Leishmaniasen**

──── *Definition*

Durch Leishmanien hervorgerufene Protozoenerkrankung, die sich als Haut- oder Schleimhaut- bzw. viszerale Leishmaniase äußert.

Syn.: Tab. 3.**15**   *engl.:* leishmaniasis

Tabelle 3.15 Krankheitsbilder der Leishmaniasen

Krankheitsbild (Abkürzung)	Symptomatik	Regionale Bezeichnung
kutane Leishmaniase (CL)	meist ulzerierende, z. T. nekrotisierende Hautläsion mit schlechter o. später Spontanheilung	chiclero ulcer, Orientbeule
mukokutane Leishmaniase (MCL)	oft massiv entstellende, z. T. lebensbedrohliche Affektion der Haut- und Schleimhautregionen des Gesichts	Uta, Espundia
diffuse kutane Leishmaniase (DCL)	bei immungeschwächten Patienten lepromatoide, sich ausbreitende Hautläsion mit schlechter Prognose	
viszerale Leishmaniase (VL)	schwere Allgemeinerkrankung mit rezidivierendem Fieber, Gewichtsverlust und Hepatosplenomegalie	Kala-Azar
dermales Post-Kala-Azar-Leishmanoid (PKDL)	diffuse erythematöse, später noduläre Hautläsionen, meist nach vorangegangener viszeraler Leishmaniase (Infektionsquelle für Überträgermücke)	

Tabelle 3.15 (Fortsetzung)

	Viszerale Leishmaniase	Kutane Leishmaniase	Mukokutane Leishmaniase
Verbreitung	AW: Indien, Pakistan, China, Vorderer Orient, Mittelmeerraum (Spanien!) NW: Mittel- u. Südamerika	AW: Asien, Vorderer Orient, Ostafrika, Mittelmeerraum, NW: Mittel- u. Südamerika	Mittel- u. Südamerika
Krankheitsbilder	VL, PKDL, (CL)	CL, DCL	CL, MCL
Erreger	AW: *L. donovani, infantum* NW: *L. chagasi*	AW: *L. tropica, aethiopica, major* NW: *L.-mexicana*-Komplex	*L.-brasiliensis*-Komplex
Reservoir	Hunde, Nagetiere, Menschen	Hunde, Nagetiere, Menschen	Nagetiere
Diagnose	Milz- u. Knochenmarkspunktion, Polymerase-Kettenreaktion (PCR), Serologie	Biopsie o. Punktat aus Wundrand. Oft nur klinisch möglich.	Biopsie o. Punktat aus Wundrand, PCR; Serologie teilw. positiv
Therapie	fünfwertige Antimonpräparate (Pentostam, Glucantim), 10–20 mg Sb/kg KG i. v. oder i. m. für 15–30 Tage, anfängl. stationär! Cave Nierenfunktion, EKG-Überwachung	Bei CL der AW oft keine Therapie. Bei Gesichtsläsionen, CL d. NW Antimonpräp. i. m. u. lokal unterspritzt; Paromomycin + Methylbenzethoniumchlorid als Salbe. Bei DCL verlängerte systemische Antimontherapie	fünfwertige Antimonpräparate, 20 mg Sb/kg KG für mind. 30 Tage systemisch (s. VL) Ketoconazol 600 mg/Tag 28 Tage

AW = Alte Welt; NW = Neue Welt.

Epidemiologie

◆ Viszerale Leishmaniase 400000, kutane und mukokutane Leishmaniase 11 – 12 Millionen neue Fälle/Jahr weltweit geschätzt.
◆ Regionen s. Tab. 3.**15**

Ätiopathogenese und Pathophysiologie

Die Leishmanien werden von Sandmücken *(Phlebotomus, Lutzomyia)* in die Haut inokuliert und von Makrophagen aufgenommen. Je nach Leishmanienspezies und Wirtsimmunität verursachen sie regionale Hautläsionen (Farbtafel 2, Abb. **2**), befallen die Schleimhäute oder innere Organe. Nach Vorkommen werden die Leishmaniasen der sogenannten „Neuen Welt" in Mittel- u. Südamerika von denen der „Alten Welt" in Asien, Afrika und Europa getrennt, da sie sich regional bezüglich des Reservoirs und auch im klinischen Bild unterscheiden.

Differentialdiagnose (Tab. 3.**16**)

Tabelle 3.**16**   Differentialdiagnose der Leishmaniasen

Krankheiten	Bedeutung	Kommentar
Viszerale Leishmaniase		
Tuberkulose	+++	Sputum, Thoraxröntgenaufnahme
Malaria	++	vor allem in Endemieregionen, Erregernachweis im Blut
Brucellose	+	Berufsanamnese, Blutkultur
Kutane u. mukokutane Leishmaniase		
Frambösie – Syphilis	+++	Wundabstrich, KBR, Immunfluoreszenztest
tropisches Ulkus	+++	Wundabstrich (bakterielle Untersuchung), Biopsie
Mykosen	++	Wundabstrich (nativ, Anreicherungskulturen)
Lepra – Tuberkulose	+	vor allem bei DCL

■■■ **Praxistip**

Kutane Leishmaniase im Gesicht oder an den Händen/Armen kommt bei europäischen Reisenden nicht selten vor. Die Läsion ist durch chronische, jedoch meist benigne Verläufe gekennzeichnet. ■■■

■■■ **Trypanosomiasen**

── *Definition* ──

Erkrankungen, hervorgerufen durch begeißelte Protozoen (Trypanosomen), die morphologisch ähnlich sind, jedoch völlig verschiedene Krankheitsbilder verursachen: Man unterscheidet eine südamerikanische Trypanosomiase (Chagas-Krankheit) von zwei hiervon sehr verschiedenen, unter sich jedoch ähnlichen afrikanischen Trypanosomiasen (Schlafkrankheit) (Tab. 3.**17**, 3.**18**).

Syn.: Schlafkrankheit   *engl.:* trypanosomiasis,
        (für afrikanische Formen)   sleeping sickness
                                           (für afrikanische Formen)

Tabelle 3.**17**   Afrikanische Trypanosomiase

	Westafrikanische Schlafkrankheit	**Ostafrikanische Schlafkrankheit**
Epidemiologie	20 000 – 30 000 Neuerkrankungen/Jahr	
Vorkommen	herdförmig in West- u. Zentralafrika (an Flußufern)	herdförmig in Ost- u. Südafrika (in Savannen)
Erreger	*Trypanosoma brucei gambiense*	*Trypanosoma brucei rhodesiense*
Vektor	*Glossina-palpalis*-Gruppe (Tsetsefliege)	*Glossina morsitans* Gruppe
Reservoir	hauptsächlich Mensch, Hausschwein, Hund	Antilopen, Rind, Mensch
Klinisches Bild	Trypanosomenschanker: schmerzhafte Primärläsion an der Inokulationsstelle (2 – 3 Wochen) mit Schwellung der regionalen Lymphknoten I. hämolymphatisches Stadium: periodische fieberhafte Phasen (Dauer ca. 1 Woche) mit starken Kopf- und Gliederschmerzen; generalisierte Lymphadenopathie (schmerzlos); flüchtige Ödeme, Aszites	

Tabelle 3.**17**   (Fortsetzung)

	Westafrikanische Schlaf-krankheit	Ostafrikanische Schlaf-krankheit
	II: meningoenzephalitisches Stadium: gestörter (paradoxer) Schlafrhythmus, Somnolenz; Verhaltensstörung, Reizbarkeit; Meningoenzephalitis, Rigor, Tremor, Ataxie; Koma	
Besonderheiten	Trypanosomenschanker selten langsam progredienter Verlauf Stadium II erst nach 4–6 Monaten, häufig Tod infolge Mangelernährung u. Sekundärinfektionen	schneller Verlauf, akut, fieberhaft, Primärläsion in 80% der Fälle häufig Herztod noch vor Stadium II Stadium II nach einigen Wochen
Diagnose	Parasitennachweis durch Punktion d. Primärschankers und im Blut (T. rhodesiense); Lymphknoten- u. Liquorpunktion; Parasiten im Dicken Tropfen, Ausstrich mit Romanowski-Färbung (T. gambiense); Serologie: IgM-Anstieg; ELISA, Immunfluoreszenztest, CATT (card agglutination test)	
Therapie	erst wenn Diagnose gesichert (hohe Toxizität der Therapeutika!): Stadium I: Suramin in ansteigender Dosierung jeden 3. Tag, dann 20 mg/kg KG wöchentlich für 4 Wochen oder (nur T. gambiense) Pentamidin 4 mg/kg KG/Tag i. m., 7–10 Tage Stadium II (Liquor positiv): Vorbehandlung mit Suramin, dann Melarsoprol i. v. in langsam ansteigender Dosierung. Eflornithin	
Prognose	Unbehandelt immer tödlich. Bei frühzeitiger Behandlung im Stadium I: 90% Heilung, z. T. Defektheilung. Melarsoproltherapie in 2–5% tödlich!	
Kontrolle	Vektorbekämpfung (Insektizide, Tsetsefallen), aktive Fallsuche, Chemoprophylaxe mit Pentamidin nur noch selten indiziert	

Tabelle 3.**18**   Amerikanische Trypanosomiase

Epidemio-logie	16 – 18 Millionen infiziert, ca. 2 Mill. erkrankt
Vor-kommen	Mittel- u. Südamerika, vor allem in Slumregionen
Erreger	*Trypanosoma cruzi*
Vektor	Raubwanze *(Triatoma)*, vor allem in Lehmhütten
Reservoir	Mensch, Haustier, Opossum, Gürteltier
Klinisches Bild	Übertragung durch den Kot der Raubwanze, Blutspenden und kongenital. Befällt intrazellulär die glatte Muskulatur. Chagom an Inokulationsstelle. *Akute Phase:* 2 – 4 Wochen nach Infektion Fieber, Atemnot, Kardiomegalie, tritt meist im Kindesalter auf *Chronische Phase:* oft jahrzehntelange Latenz, chron. Myokarditis, Megakolon, Megaösophagus, Meningoenzephalitis
Diagnose	Akute Phase: Blutausstrich, Dicker Tropfen und andere Anreicherungen, Blutkultur, Xenodiagnose (Laborwanzen auf die Haut ansetzen und Blut saugen lassen), Herzmuskelbiopsie, ELISA, KBR, Immunfluoreszenztest
Therapie	Nifurtimox 8 – 16 mg/kg/Tag p. o. für 60 – 120 Tage oder Benznidazol 5 – 8 mg/kg/Tag p. o. für 30 – 60 Tage. Medikamente sind toxisch, anfänglich stationäre Überwachung notwendig
Prognose	Tod durch Herzversagen (bereits vorhandene Organschäden werden von Therapie nicht beeinflußt)
Kontrolle	Verbesserung der Wohnverhältnisse. Vektorbekämpfung mit Insektiziden

Helminthiasen (Filariasen)

Definition

Befall mit Fadenwürmern (Nematoden) der Gattung *Filarioidea,* die das lymphatische System, das oberflächliche oder tiefe Bindegewebe parasitieren.

Syn.: –   *engl.:* filariasis

Epidemiologie (Tab. 3.**19**)

Tabelle **3.19** Filariasen des Menschen

Erreger	Wuchereria bancrofti	Brugia malayi	Brugia timori	Loa loa	Onchocerca volvulus	Mansonella streptocera	Mansonella perstans	Mansonella ozzardi
Vorkommen	Asien, Pazifik, Afrika, Mittel- u. Südamerika	Süd- Südost- u. Ostasien	Indonesien	afrikanischer Regenwald	Afrika, Mittel- u. Südamerika (ca. 20 Millionen Erkrankte)	Afrika	Mittel- u. Südamerika	Afrika, Südamerika
Krankheitsbezeichnung	lymphatische Filariasis, Elephantiasis			Loiasis, Augenwurm	Onchozerkose, Flußblindheit	keine, da keine spezifischen Symptome und Beschwerden		
Überträger	Mücken: Culex, Aedes, Anopheles	Mücken: Anopheles, Aedes, Mansonia	Anopheles	Fliegen: Chrysops	Kriebelmücken: Simulium		Mücken: Culicoides	
Lokalisation des Wurmes	Lymphsystem				(sub)kutanes Bindegewebe		Perikard, peritoneales Bindegewebe	
Auftreten der Mikrofilarien	Blut (zumeist nachtperiodisch)			Blut (tagperiodisch)	Haut (aperiodisch)		Blut (aperiodisch)	
Inkubationszeit	3–15 Monate	8–16 Monate		> 6 Monate	> 1 Jahr			
klinisches Bild	Lymphangitis, Lymphadenitis, remittierendes Fieber, Funikulitis, Orchitis, Chylurie, Hydrozele, Elephantiasis	meist auf untere Extremitäten beschränkt		oft symptomlos, juckende entzündliche Calabarschwellungen, flüchtige Filarie in der Konjunktiva	Hautknoten (Onchozerkom), umschriebener Pruritus, Dermatitis, Lymphadenopathie (Adenolymphozelen), Augenbefall	milder Verlauf, eher Thorax u. Oberarme	oft symptomlos, subkutane Ödeme, Pruritus, Arthralgien, abdominelle Beschwerden	
					mit Erblindung			

Tabelle 3.**19**   (Fortsetzung)

Erreger	Wuchereria bancrofti	Brugia malayi	Brugia timori	Loa loa	Onchocerca volvulus	Mansonella streptocerca	Mansonella perstans	Mansonella ozzardi
Diagnose	klinisches Bild, bei Hautveränderungen, Eosinophilie, Serologie (unspezifisch), Nachweis im Blut nach Mazotti-Reaktion (Provokation mit Diethylcarbamazin, cave: insbesondere bei hoher Filariendichte (Onchocera volvulus) gefährliche Reaktionen inkl. Schock und Tod möglich!)							
	Punktion der Lymphvarizen oder der Hydrozele				Hautprobe ("skin snip") Nodulektomie			
Therapie	Diethylcarbamazin: einschleichend (1. Tag: 1 × 50 mg; 2. Tag; 3 × 50 mg; 3. Tag 3 × 100 mg; ab 4. Tag 3 × 150 mg) zusätzlich 2 Tage vor Therapie Beginn mit Betamethason (1 – 2 mg 3 mal tägl., nach einer Woche schrittweise reduzieren) lymphatische Filariasen; hauptsächlich Mikrofilarizid, Loa loa auch Makrofilarizid Therapie der Loa loa: bei hoher Mikrofilariämie Gefahr allergischer Enzephalitis Dosierung des Diethylcarbamazins:				Ivermectin: p.o. 100 – 200 µg/kg KG einmalig. jährliche Wiederholung!	Diethylcarbamazin (s. Loa loa)		Diethylcarbamazin wirkungslos; evtl. Ivermectin
							Dosierung:	
	72 mg/kg	36 mg/kg	36 mg/kg	126 mg/kg		126 mg/kg	75 mg/kg	

Ätiopathogenese und Pathophysiologie

Die fadenförmigen adulten Würmer sind getrenntgeschlechtlich; die Weibchen gebären Larven (Mikrofilarien), die von verschiedenen blutsaugenden Insekten, welche gleichzeitig als Zwischenwirte dienen, übertragen werden. Die Mikrofilarien einiger Arten zirkulieren z. T. synchron mit dem zirkadianen Zyklus des Wirtes zwischen Lungenarteriolen und peripherer Strombahn (Tab. 3.**19**). Andere Mikrofilarienarten treten in der Haut auf. Die Krankheitserscheinungen sind zum einen durch die mechanische Verlegung der Lymphbahnen und zum anderen durch die Entzündungsreaktion des Wirtes auf die Würmer bedingt. Diese Entzündungsreaktion ist besonders stark, wenn die Würmer absterben, z. B. infolge einer Therapie (Mazotti-Reaktion). Aus diesem Grunde muß die Therapie einschleichend und unter Antihistaminschutz erfolgen.

Diagnostisches Vorgehen

♦ Geographische Anamnese, Klinik,
♦ Eosinophilie,
♦ Serologie (speziesunspezifisch),
♦ Parasitennachweis im Blut nach Anreicherung oder Provokation mit Diethylcarbamazin,
♦ Hautbiopsie *(Onchocerca volvulus).*

Differentialdiagnose (Tab. 3.**20**)

Tabelle 3.**20** Differentialdiagnose der Filariasen

Krankheiten	Bedeutung	Kommentar
andere Parasitosen mit Eosinophilie	+++	parasitologische Stuhluntersuchungen
Pruritus anderer Ursachen	++	z. B. Allergensuche
Lymphödeme anderer Ursachen	+	

Therapie

◆ *Wuchereria, Brugia* und *Loa loa:* Diethylcarbamazin, einschleichende Dosierung unter Corticoidschutz,
◆ Onchozerkose: Ivermectin, Einmaldosis, jährlich wiederholen.

Prophylaxe

Die Bekämpfung der Flußblindheit (Onchozerkose) hat durch konsequente Insektizidapplikation in Flüssen beachtliche Erfolge erzielt. Daneben wird durch jährliche Behandlung der betroffenen Bevölkerung mit Ivermectin das menschliche Reservoir an Mikrofilarien reduziert. Die Expositionsprophylaxe besteht aus bedeckender Kleidung und Repellentien (je nach Region auch tagsüber).

Praxistip

Bei europäischen Reisenden kommen gelegentlich flüchtige Schwellungen der Haut vor. Eine Reise in Endemiegebieten liegt oft 9 – 12 Monate zurück. Typische Anamnese und Symptome müssen an Loiasis denken lassen.

Oral erworbene Infektionskrankheiten

Oral erworbene Infektionskrankheiten sind in der Regel mit niedrigem Standard der Wasserversorgung, Lebensmittelhygiene und Abwasserbeseitigung assoziiert und werden somit mittelbar oder unmittelbar fäkooral übertragen. Die meisten sind weltweit verbreitet. Hier werden exemplarisch nur die wichtigsten vor allem außerhalb Europas vorkommenden bzw. erworbenen besprochen (Tab. 3.**21**).

Tabelle 3.**21**   Systematische Übersicht oral übertragener Infektionskrankheiten

Viren	Bakterien	Protozoen	Helminthen
Poliomyelitis	Salmonellosen	Amöbiasis	Nematodiasen
Hepatitiden	Shigellosen	Lambliasis	(Ascaris, Trichuris,
Enterovirosen	Cholera	Kokzidiosen	Oxyuren, Toxocara,
	Campylobacterenteritis	Toxoplasmose	Dracunculus u. a.)
	Escherichia-coli-Kolitis		Zestodiasen (Taenia,
			Echinococcus u. a.)
			Trematodiasen
			(Opisthorchis, Paragonimus u. a.)

Virale Infektionen

Poliomyelitis

Definition

Das Poliovirus ist ein Picornavirus und ist der Erreger der Kinderlähmung.

Syn.: Kinderlähmung   *engl.:* poliomyelitis

Epidemiologie

◆ Seit 1988 strebt die Weltgesundheitsorganisation die globale Eradikation der Kinderlähmung an.

◆ Poliomyelitis ist in den Industrieländern im Prinzip ausgerottet. Auch in Süd- und Mittelamerika ist seit 1996 kein Fall mehr gemeldet worden.

◆ Poliomyelitis ist jedoch weiterhin endemisch in Afrika und Asien.

Ätiopathogenese und Pathophysiologie

Nach oraler Infektion vermehren sich die Viren im Gastrointestinaltrakt und passieren nach einer Virämie die Blut-Hirn-Schranke. Im ZNS werden vorwiegend die Vorderhornzellen geschädigt und bewirken so die bekannten Lähmungserscheinungen. Daneben kann es zur aseptischen Meningitis kommen.

Symptomatik

Über 90 % der Infektionen verlaufen subklinisch. Sichtbare Krankheitszeichen treten nach einer Inkubationszeit von 1–2 Wochen auf. Es werden drei Krankheitsbilder unterschieden:
Abortive Poliomyelitis: 2–3tägige, unspezifische, fieberhafte Grippesymptomatik mit Spontanheilung. Nach kurzzeitiger Besserung kann sich jedoch auch die paralytische Poliomyelitis einstellen.
Meningitische Poliomyelitis: Aseptische Meningitis mit rascher und vollständiger Heilung innerhalb weniger Tage.
Paralytische Poliomyelitis: Einige Tage nach der „abgeheilten" abortiven Poliomyelitis tritt erneut Fieber auf, begleitet von meningealen Reizsymptomen, schlaffer Lähmung, allgemeiner Muskelschwäche sowie Spasmen. In der Folge kommt es zu Atemstörungen, Myokarditis, Lungenödem, Atemwegs- und Harnwegsinfektionen. Die Lähmungen sind zum Teil reversibel, können aber auch einen progredienten Verlauf haben.

Nach **Lebendimpfung** kann es in sehr seltenen Fällen ebenfalls zur Erkrankung kommen, die klinisch der paralytischen Poliomyelitis ähnelt. Dies führt bei manchen Patienten zur Ablehnung der Impfung. Aus ärztlicher Sicht ist jedoch die Aufrechterhaltung eines Polioimpfschutzes auch für jene, die nicht in Endemieregionen reisen, nach wie vor anzustreben.

Diagnostisches Vorgehen

◆ Mit Beginn der Lähmungserscheinungen ist ein serologischer Nachweis möglich.
◆ Das Virus kann auch im Liquor nachgewiesen werden.

Differentialdiagnose (Tab. 3.22)

Tabelle 3.22   Differentialdiagnose der Poliomyelitis

Krankheiten	Bedeutung	Kommentar
Guillain-Barré-Syndrom	++	Die Sensibilität ist bei Polio erhalten
Bleivergiftung	++	klinisch sehr ähnlich

Therapie

Die Behandlung ist rein symptomatisch.

Prognose

2–5 % der Kinder und 15–30 % der Erwachsenen mit paralytischer Poliomyelitis sterben. Lähmungserscheinungen, die sich innerhalb der ersten 6 Monate nicht zurückgebildet haben, persistieren in der Regel.

Praxistip

Entgegen der irreführenden Bezeichnung Kinderlähmung kann Poliomyelitis sehr wohl im Erwachsenenalter auftreten; sie verläuft dann sogar schwerer als in der Kindheit! Die Impfung sollte deshalb auch bei Erwachsenen alle 10 Jahre aufgefrischt werden.

Prophylaxe

◆ Zwei Impfungen stehen zur Verfügung (S. 20), die beide gut wirksam sind.
◆ Um ein Wiederauftreten von Poliomyelitis zu verhindern, sollte – angesichts des häufigen Reiseverkehrs in und der Einwanderung aus Endemiegebieten – auch die erwachsene Bevölkerung regelmäßig geimpft werden.
◆ Bei Auftreten neuer Fälle ist die gesamte Umgebung konsequent zu impfen.
◆ Totimpfstoff i. m. (Salk) ist insbesondere bei Immunsupprimierten indiziert.
◆ Die „Impfpolio" als Folge der Lebendimpfung (Sabin) tritt nur bei 1 von 2,6 Millionen Fällen auf.

Hepatitis A und E

Die Hepatitis ist eine der häufigsten oral übertragenen Tropenkrankheiten. Hepatitis A und E werden fast ausschließlich fäkal-oral übertragen. Für sie gelten die bereits oben erwähnten prophylaktischen Maßnahmen bei der Zubereitung von Getränken und Speisen. Ätiologie und Krankheitsbild werden zusammen mit den anderen viralen Hepatitiden S. 110 ff besprochen.

Bakterielle Infektionen

Reisediarrhö

Definition

Meist harmlose, kurzfristige Gesundheitsstörung im Zusammenhang mit Reisen in fremde, vorwiegend subtropische oder tropische Zonen, hervorgerufen durch verschiedene enterotoxische Keime.

Syn.: zahlreiche lokale Bezeichnungen: „Montezumas Rache", Tourista etc.	*engl.:* traveler's diarrhea

Epidemiologie

◆ Auftreten bei Reisen in südliche Länder,
◆ Inzidenz in Afrika und Asien bei 30 – 40 % aller Reisenden, Mittelmeerraum und Karibik bei 15 %,

◆ Jugendliche, Kleinkinder und Ältere besonders häufig betroffen,
◆ kein geschlechtsspezifischer Unterschied.

Ätiopathogenese und Pathophysiologie

Die am häufigsten isolierten Erreger sind enterotoxische Escheri-
chia-coli-Keime (ETEC), vor allem im Sommer und in der Regenzeit. Im
Winter und in der Trockenzeit herrscht Campylobacter jejuni vor. Die
Unterschiede zwischen den Kontinenten sind gering. In 30–50% der untersuchten Fälle läßt sich kein pathogener Keim nachweisen. Dennoch
dürften mittelbar oder unmittelbar fäkal kontaminierte Speisen die Ursache sein. Leichtsinn und Ignoranz der Reisenden diesbezüglich sind
oft sehr groß.

Selbstverständlich kann sich hinter einer akuten Reisediarrhö
auch eine akute Salmonellenenteritis, eine Lebensmittelintoxikation
oder eine andere bakterielle Darminfektion verbergen (Typhus ist keine
Durchfallerkrankung, sondern beginnt mit Obstipation).

Symptomatik

Beginn der Durchfälle meist am 3. Aufenthaltstag. Nur 25% der
Reisenden haben 6 und mehr Tage lang Durchfall. Der Durchfall ist von
Erbrechen (in 15% der Fälle), Nausea und Fieber (15%), Bauchkrämpfen
(50%), Blut- (15 %) und Schleimbeimengungen (20%) begleitet.

Diagnostisches Vorgehen

Anamnese und klinischer Befund. Im akuten Stadium wird meist
kein Arzt aufgesucht. Bei persistierender Diarrhö sollte ein bakteriologischer Nachweis versucht werden.

Differentialdiagnose (Tab. 3.**23**)

Tabelle 3.**23**   Differentialdiagnose der Reisediarrhö

Krankheiten	Kommentar
Escherichia-coli- und Campylobacterente- ritis	Wesentliche Unterschiede bestehen in bezug auf die Escherichia-coli-Serotypen der normalen Darmflora zwischen Industrieländern und Tropen. Florawechsel folgt dem Ortswechsel

Tabelle 3.**23** (Fortsetzung)

Krankheiten	Kommentar
ETEC = enterotoxigene Escherichia coli	Symptomatik: nach 1 – 9 Tagen Inkubationszeit variable bis choleraähnliche Durchfälle mit Bauchkrämpfen und Fieber Therapie: spontane Heilung bzw. Rehydrierung, Antibiotika meist nicht erforderlich
EPEC = enteropathogene Escherichia coli	ähnlich wie ETEC, jedoch gelegentlich persistierende schleimigblutige Durchfälle und Erbrechen Therapie: adäquate Rehydrierung, eventuell Antibiotika (cave Resistenzen)
EHEC = enterohämorrhagische Escherichia coli	produzieren shigaähnliche Toxine und können zu Anämie, Thrombozytopenie sowie zum akuten Nierenversagen führen
EIEC = enteroinvasive Escherichia coli	dysenterisches Bild durch Erregerinvasion in die Kolonmukosa mit Bauchschmerzen, Fieber, toxischen Zeichen, Blut und Schleim im Stuhl, ruhrartiges Bild
Campylobacter jejuni	tierisches Reservoir (Haustiere), Übertragung durch kontaminierte tierische Produkte. Asymptomatischer bis dysenterischer Verlauf Therapie: symptomatisch, in hartnäckigen Fällen Erythromycin

Therapie

◆ Bei unkomplizierter Reisediarrhö Erwachsener: Normal weiter essen und vermehrt trinken, insbesondere zuckerhaltige Säfte, dazu Salzgebäck.
◆ Motilitätshemmer wie Loperamid.
◆ Bei starkem Flüssigkeitsverlust bei Kindern und Betagten ist eine orale Rehydrierung angezeigt.
◆ Bei Persistieren nach Rückkehr Therapie nach Versuch eines Erregernachweises.
◆ Antibiotika: nur bei schwerem oder persistierendem Durchfall, bei Blut- und Schleimbeimengungen und Fieber.
◆ Chinolone (Gyrasehemmer) haben sich in letzter Zeit am besten bewährt (Norfloxacin, Ciprofloxacin) (cave Differentialdiagnose Enteritis: Cotrimoxazol).

Alle anderen angeblichen Durchfallmedikamente haben fragliche Wirksamkeit. Am besten wirkt noch Wismutsubsalicylat.

Unerwünschte Wirkungen:
Loperamid: u. U. Pseudoileus,
Chinolone: Photosensibilität, bullöses Exanthem bei Sonnenexposition (cave Tropenreisende).

Kontraindikationen:
Loperamid: Bei Säuglingen und Kleinkindern sowie bei fieberhaften und/oder blutig-schleimigen Durchfällen kontraindiziert.
Chinolone: Chinolonüberempfindlichkeit, Schwangerschaft, Leber- und Nierenerkrankungen, zerebrale Anfallsleiden.

Prognose

Gut.

Prophylaxe

- „Cook it, peel it or forget it."
- Keine Chemoprophylaxe, Impfung gegen ETEC in klinischer Prüfung.

Praxistip

Keine überstürzte Antibiotikatherapie.

Shigellose

Definition

Die Shigellose ist eine bakterielle Durchfallerkrankung, die durch vier Spezies der Gattung *Shigella* verursacht wird.

Syn.: bakterielle Ruhr   *engl.:* shigellosis

Epidemiologie

- *Shigella* ist einer der häufigsten bakteriellen Durchfallerreger in den Tropen.
- Shigellose tritt vor allem auf unter beengten, unhygienischen Lebens- und Ernährungsbedingungen mit Mangel an adäquater Wasserversorgung.
- Die Übertragung erfolgt über kontaminierte Speisen, Wasser oder als Kontaktinfektion direkt von einer Person zur anderen.

Ätiopathogenese und Pathophysiologie

Die Erreger der Shigellose sind *Shigella dysenteriae, S. flexneri, S. boydii* und *S. sonnei.*

Schon eine geringe Keimzahl ist infektiös (10 – 100), wenn sie oral aufgenommen wird. Die Keime dringen in die Dickdarmmukosa ein und verursachen membranös belegte Läsionen. Die Pathogenität wird teilweise durch die Exkretion des Shiga-Toxins verstärkt.

Symptomatik

Nach einer Inkubationszeit von 1 – 5 Tagen beginnt die Erkrankung mit Übelkeit und wäßrigen oder breiigen Durchfällen. Dem Stuhl sind oft Blut und eitriger Schleim beigemengt, und es kommt zu Tenesmen und Fieber. Die Stuhlfrequenz ist sehr hoch. Zu den Komplikationen gehören schwere Elektrolytstörungen, toxisches Megakolon, hämolytisch-urämisches Syndrom, Konvulsionen, Darmperforationen und Sepsis.

Diagnostisches Vorgehen

◆ Stuhlproben oder Rektalabstrich zur Herstellung einer Kultur.
◆ Wenn Stuhlkulturen nicht möglich sind, kann eine deutliche Leukozytose bei mikroskopischer Betrachtung der Stuhlprobe, verbunden mit charakteristischer Klinik, ein guter Hinweis auf Shigellose sein.
◆ Serologische Untersuchungen sind für die Diagnose der akuten Erkrankung nicht sinnvoll, wohl aber für epidemiologische Fragestellungen und retrospektive Bewertung einer Erkrankung.

Differentialdiagnose (Tab. 3.24)

Tabelle 3.**24**   Differentialdiagnose der Shigellose

Krankheiten	Bedeutung	Kommentar
Amöbiasis	+++	in der Regel fieberfrei
Lambliasis	++	ebenfalls fieberfrei, ähnliche Stühle
E.-coli-Infektion und virale Durchfallerkrankungen	++	seltener Blut- oder Schleimbeimengungen

Therapie

Die Shigellose bedarf neben einer ausreichenden Rehydratations-
therapie oft einer antibiotischen Therapie. Letztere ist insbesondere in
schweren Fällen indiziert. Die Resistenzsituation ist sehr unübersicht-
lich und regional verschieden. In den Tropen ist zumeist Ampicillin oder
Cotrimoxazol wirksam. In Fällen bekannter regionaler Resistenz ist auch
die Gabe von Chinolonen berechtigt.

Prognose

- In Epidemien beträgt die Letalität 2–6%. Bei Kindern, insbesondere bei mangelernährten, kann sie bis 20% betragen.
- Problematisch sind besonders Epidemien in Flüchtlingslagern,
  bei denen multiple Therapieresistenzen auftreten.

Prophylaxe

- Da die Übertragung nicht über das Wasser oder über Lebensmittel allein erfolgt, muß vor allem die allgemeine Hygienesituation
  verbessert werden (ausreichende Wasserversorgung, häufiges
  Händewaschen mit Seife).
- Wirksame Impfstoffe sind noch in der Entwicklung und stehen
  noch nicht zur Verfügung.

Cholera

Definition

Akute enterotoxische, potentiell lebensbedrohliche Dünndarmerkrankung
mit profusen „reiswasserartigen" Durchfällen, Erbrechen, Muskelkrämpfen,
Oligurie und Schock, hervorgerufen durch *Vibrio cholerae O1* oder *O139* oder
Vibrio cholerae Biotyp *El Tor*.

Syn. –   *engl.:* Cholera

Epidemiologie

Vibrio cholerae Biotyp *El Tor* ist der Hauptkeim der aktuellen welt-
weiten Cholerapandemie. Er zeigt erhöhte Tendenz zu Endemien, gerin-
gere Pathogenität und längeres Überleben in der Umgebung als der klas-
sische Choleraerreger *Vibrio cholerae*.
Verbreitung: Von den Herdgebieten der Cholera in Süd- und Südostasien gingen bis heute sieben Panemien aus. Die letzte, hervorgeru-

fen durch den Biotyp *Vibrio cholerae El Tor,* verbreitet sich seit 1961 von Sulawesi aus über ganz Südostasien, den pazifischen Raum, Südasien bis nach Afrika, wo Cholera seit 1970 endemisch ist. Seit 1973 treten sporadische Fälle im Vorderen Orient, in Osteuropa und im Mittelmeerraum auf. Seit 1991 ist Cholera nach einem heftigen Ausbruch in Peru in Südamerika endemisch.

1993 wurden der WHO aus Asien 90 862 Fälle gemeldet. Schwerpunktländer waren Afghanistan, China, Indien, Indonesien, Iran, Kambodscha, Pakistan und Vietnam. 1992 wurde in Indien ein neuer pathogener Serotyp O139 (Bengal) identifiziert, der zu größeren Ausbrüchen in sieben weiteren asiatischen Ländern führte.

1993 wurden aus 16 afrikanischen Ländern 76 713 Fälle gemeldet (Schwerpunktländer: Malawi, Mosambik, Sambia, Simbabwe, Djibuti).

Seit der in diesem Jahrhundert erstmaligen Einschleppung der Cholera 1991 nach Südamerika und einer Epidemie von einer Viertelmillion Fällen in Peru werden inzwischen in 21 Ländern jährlich etwa 200 000 Fälle gemeldet (Schwerpunktländer: Brasilien, Bolivien, Ecuador, El Salvador, Guatemala, Mexiko, Nicaragua und Peru).

Einschleppungen nach Europa und Nordamerika kommen vereinzelt vor, in letzter Zeit vermehrt Fälle in Rumänien, Rußland und Albanien.

Übertragung: fäkooral durch fäkal kontaminiertes Wasser, Meeresfrüchte, Fische, u. a. roh genossene Nahrungsmittel. Mensch ist Wirt und Reservoir zugleich. Infektionsrate sehr hoch, Erkrankungsrate 1 : 2 bis 1 : 4 bei *V. cholerae,* 1 : 30 bis 1 : 100 bei *V. cholerae El Tor.* Gesunde, leicht erkrankte oder rekonvaleszente Ausscheider spielen bei der Übertragung eine große Rolle.

Menschenansammlungen unter hygienischen Mißständen in urbanen Slums und Flüchtlingslagern mit schlechter Wasserversorgung, aber auch entlang von Migrationsrouten stellen das Reservoir dar. Biotyp *El Tor* überlebt außerhalb des menschlichen Darms wesentlich länger als *V. cholerae O1.* Blutgruppe-O-Träger haben ein doppelt so hohes Erkrankungsrisiko wie AB-Gruppenträger.

Ätiopathogenese und Pathophysiologie

Bei neutralem oder alkalischem Magensaft genügen 10^3 Vibrionen, um den oberen Dünndarm rasch zu besiedeln. Bei hypo oder normazidem Magensaft sind höhere Keimdosen erforderlich. *Vibrio-cholerae*-Enterotoxin stimuliert die Adenylatcyclaseaktivität der Dünndarmenterozyten, in denen sich cAMP akkumuliert, somit die Natrium- und Chloridionen-Absorption unterbindet und gleichzeitig die NaCl-, Kalium- und Bicarbonatsekretion erhöht. Hierdurch entsteht ein erheblicher Verlust isotoner Flüssigkeit durch den Darm. Diese Schädigung der

Enterozyten ist irreversibel. Die Resorptions- und Sekretionsstörung verschwindet erst mit nachwachsenden, nicht mehr toxingeschädigten Mukosazellen.

Symptomatik

Inkubationszeit wenige Stunden bis 1–3 Tage. Häufig subklinischer oder milder Verlauf. Erregerdosis, pH des Magensafts und Ernährungszustand entscheiden über die Schwere des Krankheitsbildes. Akuter Beginn mit „reiswasserartigen" Durchfällen von bis zu 5 l pro Tag, unter Rehydratation entsprechend mehr. Leibschmerzen, Erbrechen, rasche Entwicklung eines schweren Krankheitsbildes. Exsikkose: Hautfalten, eingefallene Augäpfel, Waschfrauenfinger; Hyponatriämie, Hypokaliämie, Azidose, hypovolämischer Schock, Oligo- bis Anurie, Hypothermie, Unruhe, Benommenheit, Muskelkrämpfe. Der Zustand kann ohne Therapie innerhalb von Stunden oder Tagen zum Tod führen. Über die Auswirkung der Elektrolytverschiebung geben das klinische Bild und das EKG deutlichere Auskunft als die Bestimmung der Elektrolyte im Plasma.

Bei günstigem Verlauf nehmen die Durchfälle 3–6 Tage nach Therapie ab. Harnausscheidung und Kreislauf stabilisieren sich. Danach rasche Rekonvaleszenz. Im Spätstadium sind Nierenschäden durch Tubulusnekrose als Komplikation gefürchtet.

Diagnostisches Vorgehen

Anamnese und klinisches Bild geben Verdachtshinweise, wenn möglich Rektalabstrich und Erregernachweis im Stuhl und Erbrochenen. Mikroskopisches Bild (wenn möglich im Dunkelfeld) zeigt massenhaft „fischzugartig" angeordnete Vibrionen. Vibrionen sind gramnegative, kommaförmige Stäbchen mit einer endständigen Geißel und einer Größe von $0,5 \times 1,5–3$ nm. Agglutination mit spezifischen Antiseren zur Identifizierung im Einzelfall oder zur Aufklärung von Epidemien ist möglich. *V. cholerae* kann in Kulturmedien transportiert und kultiviert werden.

Differentialdiagnose

Das Vollbild der Cholera ist charakterisch und beängstigend. In leichten und mittelschweren Fällen und Stuhlmengen < 1 l ist sie kaum von Durchfällen anderer Ätiologie zu unterscheiden (Tab. 3.**25**). Die Krankheit sistiert dann nach 2–4 Tagen.

Tabelle 3.**25** Differentialdiagnose der Cholera

Krankheiten	Bedeutung	Kommentar
Enterotoxische-Esche-richia-coli-Enteritis	+++	
Salmonellenenteritis	+++	Das Risiko europäischer Reisender in Cholera-Endemiegebieten ist bei guter persönlicher Ernährungshygiene extrem gering (1 : 500 000)
Shigellenruhr	++	
Campylobacter-jejuni-Enteritis	+	
Nicht-01/0139-Vibrio-nen-Infektionen (70 Serotypen)	+	Das Risiko, an einer der anderen Darminfektionen zu erkranken, ist um ein Vielfaches höher
Nichtcholeravibrionen (Vibrio parahaemolyti-cus u. a.)-Infektionen	+	

Therapie

Wesentlich sind die Aufrechterhaltung des Flüssigkeits- und Mineralhaushalts und die Beseitigung der Azidose. Sofern der Patient trinken kann, noch kreislaufstabil ist, Darmgeräusche hat und nicht mehr als 7 – 8 % Körpergewicht verloren hat, ist eine orale Rehydratation vorzuziehen. Orale Rehydratationslösung (WHO): 3,6 g NaCl, 1,5 g KCl, 2,9 g Trinatriumcitratdihydrat, 20 g Glucose pro 1 l Trinkwasser. Anstelle von Glucose hat sich die Verwendung von Reiswasser (hochmolekulare Kohlenhydrate) bewährt. Die Stuhlmenge nimmt hierbei rascher ab.

Eine frühzeitige Behandlung mit Tetracyclin (Erwachsene 500 mg oral alle 6 Stunden, 72 Stunden lang, Kinder unter 8 Jahre 50 mg/kg pro Tag in 4 Dosen, 72 Stunden lang) oder eine Einzeldosis Doxycyclin (Erwachsene 300 mg oral, Kinder 6 mg/kg) wirkt im Darmlumen bakteriostatisch und kürzt die Zeit der Toxinbildung ab.

Unerwünschte Wirkungen, Wechselwirkungen und Kontraindikationen sind bei der Dramatik des Krankheitsgeschehens zweitrangig. Zu beachten ist, daß unter derartigen Durchfallserkrankungen anderweitig eingenommene Arzneimittel nicht resorbiert werden, wie etwa Malariaprophylaxe, Antidiabetika oder Antibabypille.

Prognose

Bei sofortiger Rehydratation und Chemotherapie beträgt die Letalität < 1 %. Bei mangelnder medizinischer Versorgung ist die Letalität hoch (> 20 %).

Prophylaxe

◆ Hoher Standard persönlicher und öffentlicher Hygiene, abgekochtes, gefiltertes oder chemisch behandeltes Trinkwasser, sanitäre Einrichtungen und klare Trennung von Trink- und Abwasser sind die wichtigsten prophylaktischen Maßnahmen.

◆ Weder zur individuellen Prophylaxe noch zur Eindämmung von Epidemien haben sich die bisher in ihrer Wirksamkeit fragwürdigen Impfstoffe bewährt.

◆ Neuere gentechnologisch hergestellte orale Lebendvakzinen befinden sich derzeit noch im Versuchsstadium.

▬▬ Tropische Enteropathien

Definition

Histopathologisch definierte, chronisch entzündlich veränderte Dünndarmmukosa bei Tropenbewohnern und länger in den Tropen lebenden Europäern, was bei schweren Verlaufsformen zum tropischen Malabsorptionssyndrom (tropische Sprue) führen kann.

Syn.: Tropische Sprue, tropisches   *engl.:* tropical sprue, tropical
Malabsorptionssyndrom   malabsorption syndrome

Epidemiologie

Durch Dünndarmbiopsien ist die Krankheit bei bis zu 80 % der Bewohner in der Karibik, Indien, Pakistan, Sri Lanka, Thailand, Peru, Uganda, Sambia, Nigeria und Simbabwe histologisch nachgewiesen. Die schwere Verlaufsform ist in den letzten 25 Jahren seltener geworden, am häufigsten noch bei Kindern im Rahmen von schweren Mangel- und Fehlernährungen.

Ätiopathogenese und Pathophysiologie

Infektiöse und diätetische Ätiologie wird diskutiert. Als Folge gehäufter Darminfekte und ständiger Zufuhr fäkal kontaminierten Trinkwassers kommt es zu einer chronisch persistierenden subakuten Jejunitis mit zunehmender Atrophie und Verplumpung der Darmvilli mit Veränderungen der Zotten-Krypten-Relation. Mit den morphologischen Veränderungen geht eine Funktionsstörung, das Malabsorptionssyndrom, einher. Es besteht keine feste Korrelation zwischen morphologischen und funktionalen Veränderungen.

Symptomatik

Der Verlauf ist äußerst variabel. Eine Inkubationszeit kann nicht festgestellt werden, bei Europäern meist erst nach 6 Monaten Tropenaufenthalt und erst nach mehreren Durchfallsschüben. Klinik: anhaltend breiige Entleerungen, massig, aber auch blutig-schleimig, häufig fettglänzend und klebrig. Oberbauchbeschwerden, Borborygmie, Appetit- und Gewichtsverminderung. Müdigkeit, Antriebslosigkeit, reaktive Verstimmung, Gereiztheit, Schlaflosigkeit, negativ gestimmte Persönlichkeit, reduzierter Allgemeinzustand. Bei der körperlichen Untersuchung fehlen typische Zeichen.

Diagnostisches Vorgehen

- Tropenanamnese relativ charakteristisch, Befragung über Lebens- und Hygienestandard während des Tropenaufenthalts,
- Durchfallsanamnese,
- Labordiagnostik: häufig mit *Lambliasis intestinalis* oder mit fakultativ pathogenen oder apathogenen Amöben vergesellschaftet, geringe makrozytäre Anämie, Serumfolsäure erniedrigt, D-Xylosetoleranztest herabgesetzt,
- Beurteilung der Morphologie der Dünndarmmukosa im Dünndarmbiopsiematerial, immunhistochemische Diagnostik.

Differentialdiagnose (Tab. 3.**26**)

Tabelle 3.**26** Differentialdiagnose tropischer Enteropathien

Krankheiten	Bedeutung	Kommentar
Lambliasis	+++	Wechselwirkung mit tropischer Enteropathie Parasitenbefall möglich
Amöbiasis	+	
Strongyloidiasis	+++	
idiopathische Malabsorptionsstörungen	++	Ursache und Wirkung schwer abzufragen
Lactosemangel	+	weitere internistische Abklärung
Pankreaserkrankungen	+	
Alkoholkrankheit	+	
opportunistische Darmkeime bei AIDS	+	

Therapie

◆ Beseitigung der Dauerbelastung des Jejunums mit Fäkalkeimen aus Trinkwasser und Nahrung als vermuteter Ursache; gegebenenfalls antiparasitäre Behandlung,
◆ Folsäure oral 2mal täglich 5 mg über 6 Wochen,
◆ eventuell einleitend oral Antibiotika, z.B. Oxytetracyclin 20 – 30 mg/kg KG/Tag in 3 – 4 Einzeldosen, max. 1,5 g über 8 – 10 Tage,
◆ eiweißreiche, fettreduzierte Kost.

Dieses therapeutische Schema stellt oft mit durchschlagendem Erfolg einen Versuch ex juvantibus dar.

Prognose

Oft langwierig, bei konsequenter, umfassender Therapie gut. Zum Teil sind längere Pausen des Tropenaufenthaltes oder endgültiges Verlassen der Tropen erforderlich.

Prophylaxe

◆ Sanierung der Wasserversorgung, auch innerhalb des einzelnen Haushalts,
◆ Verbesserung des Hygienestandards,
◆ Trinkwasseraufbereitung.

Typhöse Salmonellosen

Definition

Typhus wird verursacht durch die Serovare *S. typhi* sowie *S. paratyphi* A, B und C der *Salmonellen-Arten*. Es handelt sich um eine systemische Infektion, die typischerweise *nicht* mit Durchfall einhergeht.

Syn.: Typhus, Abdominaltyphus	*engl.:* typhoid fever, enteric fever, Eberth disease
	cave: im englischen Sprachgebrauch ist mit „Typhus" eine Rickettsiose gemeint!

Epidemiologie

◆ Endemisch fast überall in den Tropen. Gelegentliche Infektion in Ost- und Südeuropa.

◆ Primäre Infektionsquelle ist immer der Mensch, entweder als Erkrankter oder als Dauerausscheider.
◆ Als sekundäre Infektionsquellen kommen kopfgedüngtes Obst und Gemüse sowie Muscheln und Austern in Frage.
◆ Durch Schmierinfektionen kommt es zu Tardivepidemien.
◆ Explosivepidemien entstehen vor allem durch kontaminiertes Trinkwasser.
◆ Die in Deutschland auftretenden Indexfälle sind meist importiert oder Sekundärinfektionen hiervon.

Ätiopathogenese und Pathophysiologie

S. typhi und *S. paratyphi* A, B, C sind gramnegative Stäbchen, die oral aufgenommen schon bei geringer Keimzahl von 10^3 zur Infektion und Erkrankung führen können. Sie durchdringen die Schleimhaut des Gastrointestinaltraktes und vermehren sich in den mesenterialen Lymphknoten. Von dort gelangen sie hämatogen in das RES (Milz, Leber), wo sie sich weiterhin vermehren, und können schließlich in einer zweiten septikämischen Phase sämtliche Organe befallen. Die Gallenblase wird massiv besiedelt und spielt eine wichtige Rolle bei der Dauerausscheidung nach Erkrankung. Darüber hinaus kommt es zu einer massiven Besiedlung der Peyer-Plaques, in deren Folge Ulzerationen der Darmschleimhaut mit zum Teil schweren Hämorrhagien entstehen können.

Symptomatik

◆ Die Inkubationszeit beträgt 1 – 3 Wochen.
◆ *Erste Woche:* unspezifische Zeichen wie Kopfschmerzen, Übelkeit und Obstipation. Typisch: remittierendes, treppenförmig ansteigendes Fieber.
◆ *Zweite Woche:* Kontinua (39° – 41 °C), Apathie und heftige Kopfschmerzen. In weniger als 50 % der Fälle treten Roseolen auf. Sie sind mit dem Spatel wegdrückbar, auf dunkler Haut jedoch oft nicht zu erkennen. Daneben sind Splenomegalie, Leukopenie und Bradykardie zu beobachten.
◆ *Dritte Woche:* Die Symptomatik nimmt zu, insbesondere die Vigilanzstörung. Hinzu kommt jetzt eine Diarrhö mit grünlich gelbem Stuhl. In diesem Stadium kann es unbehandelt durch Myokarditis oder durch intestinale Hämorrhagie zum Tod kommen.
◆ *Vierte Woche:* Bei Überleben in der vorangegangenen Phase nehmen die Beschwerden langsam ab.
◆ Bis zu 3 % der Erkrankten bleiben auch nach 3 Monaten noch Ausscheider.

◆ Als Dauerausscheider werden jene bezeichnet, die auch nach einem Jahr noch Erreger ausscheiden (etwa 1 – 3 %) und dies wahrscheinlich ein Leben lang tun werden.

Praxistip

Bei Verdacht auf Typhus darf nicht auf die „bequeme" Serologie vertraut werden, sondern muß ggf. umgehend die Klinikeinweisung veranlaßt werden. Vor Therapiebeginn sollten Proben für den direkten Erregernachweis (Blut-, Stuhl-, Urin- und ggf. Knochenmarkkultur) entnommen werden.

Diagnostisches Vorgehen

◆ In der ersten Woche ist die Stuhlkultur Mittel der Wahl (80 % positiv).
◆ Kultur aus Knochenmark ist im Gegensatz zur Blutkultur auch bei antibiotisch anbehandelten Fällen noch sehr erfolgreich.
◆ Stuhlkulturen sind in der ersten Woche oft weniger sensibel, sind jedoch ab der zweiten Woche als Mittel der Wahl anzusehen.
◆ Urinkulturen sind, wenn überhaupt, dann auch erst im späteren Verlauf positiv.
◆ Serologie (Widal) ist *kein* primäres Diagnostikum bei akutem Krankheitsverdacht. Unklare immunologische Situationen (z. B. durch Impfung) sowie die hohe Rate falsch positiver und falsch negativer Ergebnisse machen die Auswertung schwierig und lenken von der Notwendigkeit direkter Erregernachweise ab.

Differentialdiagnose (Tab. 3.**27**)

Tabelle 3.**27**   Differentialdiagnose typhöser Salmonellosen

Krankheiten	Bedeutung	Kommentar
Malaria, zerebrale Malaria	+++	wichtigste Differentialdiagnose, Dicker Tropfen, Blutausstrich
Rickettsiosen	++	seltener, serologischer Nachweis, Chloramphenicol auch hier wirksam
Invasive Salmonellose oder Shigellose	++	ebenfalls Auftreten von Roseolen (Differentialdiagnose durch Stuhlkultur)
Vergiftungen	+	z. B. Pilze

Therapie

Nach Sicherung bakteriologischer Proben ist die frühzeitige antibiotische Therapie ggf. unter stationären Bedingungen notwendig:

Mittel der ersten Wahl, die trotz zunehmender Resistenzbildung weiterhin effektiv sind:

Ciprofloxacin 500 mg p. o. 2 mal/Tag für 14 Tage (alternativ auch 200–400 mg i. v. 2mal/Tag). Gute Verträglichkeit für Schwangere und bei angepaßter Dosis auch für Kinder.

Alternativ dazu: Norfloxacin 200–400 mg p. o. 2mal/Tag für 14 Tage.

Folgende klassischen Chemotherapeutika sind wegen zunehmender Resistenzenbildung als Mittel der zweiten Wahl anzusehen:

Chloramphenicol 500 mg p. o. alle 4 Std. bis Fieberrückgang, dann weiter 6stündlich für 14 Tage.

Cotrimoxazol 960 mg p. o. 2mal/Tag für 14 Tage.

Geeignete Isolierung der Patienten ist wichtig.

Prognose

◆ Ohne antibiotische Therapie 20 % Letalität.
◆ Trotz geeigneter Chemotherapie kann es in 5 % der Fälle zu Rückfällen kommen. Eine Wiederholungstherapie mit demselben Antibiotikum ist indiziert.
◆ Hohe Mortalitätsraten, wie sie in Endemieregionen gefunden werden, sind auf verzögerte Diagnose und inadäquate Therapie zurückzuführen.

Prophylaxe

◆ Übliche Maßnahmen zur Verhütung fäkal-oraler Infektionen (s. o.).
◆ Vermeidung von Schmierinfektionen durch gründliches Händewaschen usw.
◆ Orale Lebendimpfung gibt je nach Region 40–70 % Schutz und hält etwa 3 Jahre an. Sie ist insbesondere für Tropenreisende indiziert.
◆ Parenteraler Totimpfstoff gibt je nach Region 60–80 % Schutz für 3 Jahre, keine WW mit Malariaprophylaxe oder anderen Medikamenten.
◆ Meldepflicht besteht bereits bei Verdacht.

■■■ **Enteritische Salmonellose**

── *Definition* ────────────────────────

Verschiedene Serovare der *Salmonella*-Arten sind für die akute Gastroenteritis bei Salmonelleninfektion verantwortlich. Sie geht im Gegensatz zum Typhus mit Durchfall einher und ist das, was gemeinhin als Salmonellose bezeichnet wird.

Syn.: gastroenteritische   *engl.:* salmonellosis
Salmonellose,
Salmonellose

Epidemiologie

♦ Die Zahl der Infektionen nimmt in den Industrieländern zu.
♦ Infektionsreservoire sind überwiegend Tiere, wie Kühe, Schweine, Hühner, die aufgrund extensiver Massentierhaltung in den Industrieländern durchseucht sind.
♦ Oft treten kleine Epidemien in Krankenhäusern oder Altershei-
men auf.
♦ In Entwicklungsländern, in denen derartige Massentierhaltungen
unüblich sind, kommen Salmonellen überwiegend bei Kindern,
oftmals als Hospitalismus, vor.

Ätiopathogenese und Pathophysiologie

Salmonellen sind gramnegative Stäbchen. Zahlreiche Serotypen
kommen als Erreger in Frage. Die wichtigsten sind *Salmonella typhimuri-
um, S. heidelberg, S. panama, S. newport, S. virchow* u. a. Sie werden per os
übertragen, durch primär kontaminierte (Hühnereier) oder sekundär
fäkal kontaminierte (Lebensmittelverarbeitung durch infizierte Menschen) Speisen. Da eine hohe Erregerzahl für eine Infektion notwendig
ist, müssen die Salmonellen Gelegenheit haben, sich in den Nahrungs-
mitteln zu vermehren. Die Salmonellen heften sich an die Schleimhaut
des Ileums und durchdringen dort die Lamina propria, was zu einer lokalen Leukozyteninfiltration und zu ödematösen Läsionen führt.

Nach der Infektion werden Salmonellen noch etwa 1–4 Wochen
ausgeschieden. Problematisch für die Ausbreitungsbekämpfung sind
symptomlose Dauerausscheider, deren Stuhl noch bis zu einem Jahr
nach Erkrankung Salmonellen enthält.

Symptomatik

Schon ab einer Inkubationszeit von nur wenigen Stunden bis zu einer Woche kommt es schlagartig zu Erbrechen, Magenschmerzen und zu einem reiswasserartigen Stuhl, dem auch Schleim oder Blut beigemengt sein kann. Der Durchfall ist begleitet von Fieber, Tenesmen und Exsikkose und heilt in der Regel spontan ab.

Bei alten Patienten oder anderweitig Immunsupprimierten besteht das Risiko einer schweren hämorrhagischen Verlaufsform unter Beteiligung des Dickdarms oder aber einer generalisierten Sepsis. In Entwicklungsländern werden Salmonellenmeningitiden bei Kindern unter 2 Jahren beobachtet.

Bei einigen Patienten (insbesondere HLA-B27-Positive) tritt 1–2 Wochen nach Infektion eine reaktive Arthritis in Form einer sterilen Synovitis auf.

Diagnostisches Vorgehen

- Stuhlkultur,
- Serologie (Widal) ist hier nicht indiziert!

Differentialdiagnose (Tab. 3.**28**)

Tabelle 3.**28**   Differentialdiagnose der gastroenterischen Salmonellosen

Krankheiten	Bedeutung	Kommentar
Campylobacterinfektion	+++	Stuhlkultur
Typhus	++	in der Regel ohne Durchfall
Vergiftungen	++	z. B. Pilze

Therapie

In den meisten Fällen ist eine symptomatische Therapie durch Wasser- und Elektrolytausgleich ausreichend.

Bei Gefahr einer invasiven Verlaufsform, z.b. bei immungeschwächten alten Patienten, ist eine antibiotische Therapie mit Ciprofloxacin (500 mg zweimal pro Tag für 5 Tage) indiziert. Sie vermag die Krankheitsdauer zu verkürzen.

Neomycin, Ampicillin, Chloramphenicol und Cotrimoxazol beeinflussen den Verlauf der Erkrankung nicht positiv, können aber zur verlängerten Ausscheidung führen.

Prognose

◆ In den allermeisten Fällen gute Prognose.
◆ Letale Verläufe betreffen alte Menschen, Kinder und immunsupprimierte Patienten.

Prophylaxe

◆ Eier sollten mindestens 5 Minuten gekocht werden.
◆ Rohes Fleisch sollte getrennt von Speisen, die für den direkten Verzehr bestimmt sind, gelagert und verarbeitet werden.
◆ Überwachung der Lebensmittelindustrie durch Kontrollen von Molkereien, Schlachthöfen, Legebatterien.
◆ Erkrankte und Ausscheider dürfen nicht in Lebensmittelbetrieben arbeiten.

Protozoeninfektionen

▬▬ Amöbiasis

▬▬ Definition

Intestinaler oder extraintestinaler Befall des Menschen mit der pathogenen *Entamoeba histolytica*.

Syn.: Amöbenruhr   *engl.:* amebiasis

Epidemiologie

◆ Weltweit sind über 500 Millionen Menschen infiziert, Erkrankungsrate etwa 8 %. Jährlich 40 000 – 100 000 Todesfälle weltweit.
◆ < 1 % der Reisediarrhöen sind auf Amöben zurückzuführen.
◆ Auftreten meist sporadisch, jahreszeitlich gehäuft,
◆ Übertragung fäkal-oral, über verunreinigte Lebensmittel (Salat etc.) und fäkal kontaminiertes Wasser,
◆ Amöbendysenterie: m:f = 1 : 1, Amöbenleberabszeß m:f = 5 : 1, Ursache unklar,
◆ gehäuftes Vorkommen unter homosexuellen Männern,
◆ wichtigste mitgebrachte Protozoeninfektion nach Malaria, oft fehldiagnostiziert!

Ätiopathogenese und Pathophysiologie

Die Amöben werden oral als vierkernige Zysten aufgenommen. Im Dünndarm erfolgt eine weitere Kernteilung zum achtkernigen Trophozoiten (Abb. 3.**4**). Die nachfolgende Plasmateilung führt zu acht je einkernigen Minutaformen ($\varnothing$ 10 – 20 µm), die das Kolon und Zäkum besiedeln (nichthämatophage Trophozoiten). Sie können sich zum einen enzystieren, werden nach zweimaliger Kernteilung als vierkernige Zysten ($\varnothing$ 10 – 15 µm) ausgeschieden und treten wieder in den fäkal-oralen Kreislauf ein. Minutaformen können aber auch zu einkernigen gewebeinvasiven, hämatophagen Trophozoiten (Magnaformen, $\varnothing$ 20 – 30 µm) werden. Die Folge ist eine mehr oder weniger heftige Amöbenruhr (Amöbenkolitis) mit Ulzerationen der Kolonmukosa, blutig-schleimigen Entleerungen bis zu Blutungen und Perforation. Dieser Verlauf ist bei Europäern kaum zu beobachten, kommt aber in Endemiegebieten häufig vor und kann zum Tod führen. Weitere Komplikationen: chronische Amöbenkolitis, Kolonamöbom, perityphlitischer, periproktitischer, perianaler Abszeß. Infolge hämatogener embolischer Verschleppung von Magnaformen über das Portal- und Mesenterialvenensystem kann es zu extraintestinaler Amöbiasis kommen. Über die Pfortader gelangen sie dann als häufigste extraintestinale Komplikation in die Leber und führen dort durch herdförmige Lyse des Lebergewebes zu einer scharf umrandeten Lebernekrose, dem Amöbenleber„abszeß“. Auch andere Organe können, meist sekundär durch venöse Verschleppung oder Durchwanderung, betroffen sein: Pleura, Peritoneum, Perikard, Lunge, Gehirn.

Wenn auch alle *E. histolytica* mikroskopisch gleich aussehen, so können anhand ihres Enzymmusters (Zymodeme) pathogene von apathogenen Formen unterschieden werden. Diese Differenzierung hat noch nicht Eingang in die Routinediagnostik gefunden, könnte jedoch künftig entscheidend zur Differenzierung der Therapienotwendigkeit beitragen. Die Mehrzahl der bei Tropenrückkehrern gefundenen *E. histolytica*-Zysten dürften apathogen sein.

Symptomatik

Amöbendurchfall, Amöbendysenterie: Inkubationszeit: eine Woche bis mehrere Monate. Schleichender Beginn mit breiigem, teils blutig-schleimigem Stuhlgang. Meistens schmerz und fieberfrei mit geringem Krankheitsgefühl. Die Symptomatik kann sich zur Dysenterie mit starken blutigen Durchfällen und Tenesmen steigern. Unbehandelt bessern sich die Symptome bei unproblematischen Fällen innerhalb von 6 Wochen.

Amöbenleberabszeß: zeitlich unabhängig vom Amöbendurchfall, auch nach klinisch stummer Amöbiasis, plötzliches Auftreten von

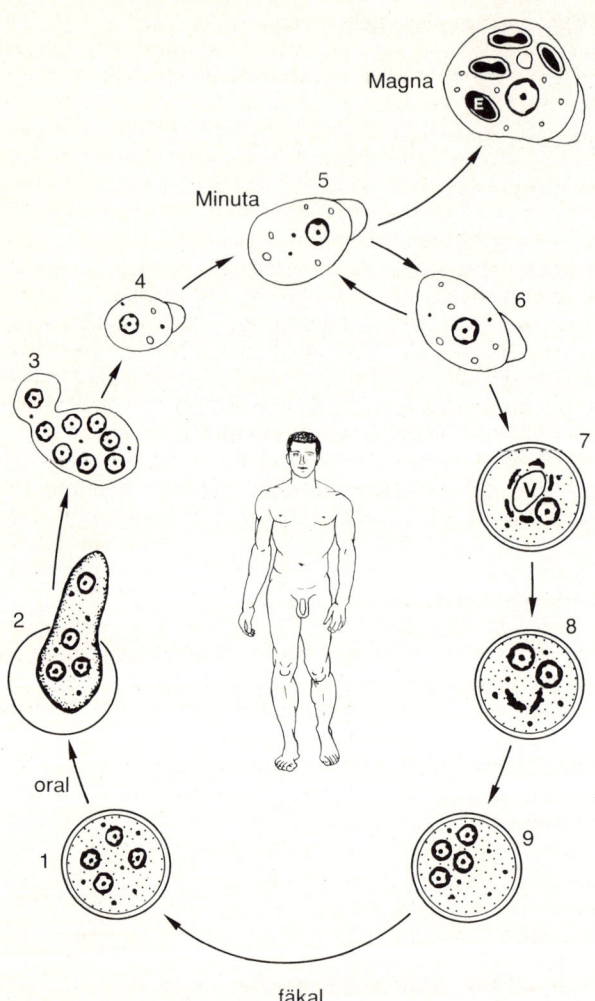

Abb. 3.**4** Entwicklungszyklus der Entamoeba histolytica. 1 Vierkernige Zyste wird oral aufgenommen. 2–4 Nach Exzystation im Dünndarm mehrfache Teilung zu einkernigen Trophozoiten. 5–6 Reife Trophozoiten, aus denen gewebeinvasive Magnaformen entstehen. 7 Einkernige Zyste mit Chromatinkörperchen und großer Glykogenvakuole. 8 Zweikernige Zyste mit Chromatinkörperchen. 9 Reife vierkernige Zyste (aus Lang, W.: Tropenmedizin in Klinik und Praxis. Thieme, Stuttgart 1993).

Fieber, Übelkeit und rechtsseitigen subkostalen und interkostalen Schmerzen. Bei Durchwanderung Pleuraschmerz (mit Ausstrahlung in die rechte Schulter) oder Husten und Hämoptoe möglich.

Diagnostisches Vorgehen

Amöbendurchfall:

◆ Reiseanamnese, Risikofaktoren,
◆ Untersuchung frischen, körperwarmen Stuhls zur Identifikation von Trophozoiten,
◆ Untersuchung konservierter Stuhlproben (SAF = Sodiumacetat-acetic-acid-formalhyd-Konzentrationsmethode) zum Nachweis von Zysten,
◆ Amöbenserologie (Immunfluoreszenztest, ELISA, indirekte Hämagglutination) bei nichtinvasiver Form negativ,
◆ Stuhlantigennachweis (IFT) mit Zymodemdifferenzierung zum Nachweis der Pathogenität (noch nicht routinemäßig etabliert),
◆ Differentialdiagnose: 5 apathogene Darmamöbenspezies abgrenzbar.

Amöbenleberabszeß:

◆ Palpation des Abdomens (Hepatomegalie, subkostale oder interkostale Spannung, Klopf- und Druckschmerz),
◆ Auskultation der Lunge (gedämpfte Atemgeräusche basal, rechts),
◆ Oberbauchsonographie, echoarme, gut abgegrenzte Zone,
◆ Amöbenserologie bei invasiver Form langsam ansteigend, hochpositiv, lange anhaltend.

Praxistip

◆ Es sollten mindestens drei, bei klinischem Verdacht auch mehr Stuhlproben untersucht werden.
◆ Der parasitologische Stuhlbefund „E. coli" bezeichnet in der Regel den Befall mit der apathogenen *Entamoeba coli* und sollte nicht mit Escherichia coli verwechselt werden.
◆ Beim Amöbenabszeß sind die Stuhlproben häufig negativ!
◆ Die Abszeßpunktion hat keine diagnostische und nur bei Gefahr der Ruptur unter Metronidazol i. v. eine therapeutische Indikation!

Differentialdiagnose (Tab. 3.29)

Tabelle 3.**29**   Differentialdiagnose der Amöbiasis

Krankheiten	Bedeutung	Kommentar
Amöbendurchfall, -dysenterie		
bakterieller Durchfall	+++	akuter Beginn, Erbrechen, schmerzhafte, wäßrige Durchfälle, Spontanheilung innerhalb einiger Tage, keine Rückfälle
Shigellose	+++	blutige Durchfälle, Fieber, Stuhlkultur
Colitis ulcerosa, Morbus Crohn	++	cave Therapieunterschied: Corticosteroide bei Amöben sind ein Behandlungsfehler! Abdominalschmerzen, Flatulenz, selten in den Tropen
Schistosomiasis	+	Serologie, Einachweis im Stuhl
Kolonkarzinom	+	meist Patienten > 50 Jahre, Leistungsminderung, Müdigkeit, Gewichtsverlust
Amöbenleberabszeß		
bakterieller Leberabszeß	+	ältere Patienten, vorangegangene Darmerkrankung oder -operation
Gallenblasenempyem	+	sonographisch differenzierbar
Echinokokkenzysten	+	Echinokokkenserologie, sonographisch differenzierbar
Typhus abdominalis	+	Splenomegalie, Roseolen, Benommenheit, Typhuszunge, Fieber, Bradykardie, Leukopenie

Therapie

◆ Asymptomatische Ausscheider von *E. histolytica*:
Solange im Einzelfall die Pathogenität von *E. histolytica* nicht geklärt werden kann, ist eine Sicherheitsbehandlung angezeigt: Diloxanidfuroat (Furamide) 500 mg 3mal täglich für 5 – 10 Tage (Kinder < 12 Jahre 10 mg/kg KG 3mal täglich für 5 Tage) (Tab. 3.**30**).

Tabelle 3.**30**   Unerwünschte Wirkungen, Wechselwirkungen und Kontraindikationen der Amöbentherapeutika

	Nitroimidazole (bes. parenteral) (Metronidazol, Tinidazol)	Diloxanidfuroat
Unerwünschte Wirkung	zentralnervöse Störungen bis zu Krampfanfällen u. Ataxie, gastrointestinale Störungen, metallischer Geschmack	Flatulenz, geringe gastrointestinale Störungen
Wechselwirkung	verstärkte Unverträglichkeit und Wirkungsminderung mit Alkohol, bei Barbiturateinnahme, Cumarin!	
Kontraindikation	1. Trimenon, strenge Indikationsstellung im 2. und 3. Trimenon	

◆ Amöbendysenterie (mit Ausscheidung von *E.-histolytica*-Magnaformen): Metronidazol (Clont, Flagyl), 400 mg 3mal täglich oral für 5 bis 10 Tage (Kinder <12 Jahre 10 mg/kg KG 2mal täglich) oder Tinidazol (Simplotan), 1 g 2mal täglich für 5 Tage, Erwachsene (Kinder <12 Jahre 10 mg/kg KG 2mal täglich für 5 Tage).
Wenn anschließend noch Zysten ausgeschieden werden, Nachbehandlung mit Diloxanidfuroat wie oben.
Dosis und Dauer der Behandlung variieren nach Schweregrad, Therapieerfolg und Verträglichkeit.

▬▬ **Praxistip**
Es empfiehlt sich, 4, 6 und 8 Wochen nach Therapie jeweils eine Stuhlprobe zur Therapiekontrolle zu untersuchen. ▬▬

◆ Amöbenleberabszeß:
Metronidazol (Clont), erste Dosis 1000 mg, dann 500 mg 3mal täglich über 30 Min. i.v. 3 – 5 Tage, gefolgt von 1500 mg täglich oral für 5 Tage
(Kinder <12: 25 – 50 mg/kg KG, geteilt in 3 Dosen),
zusätzlich bei Bedarf Chloroquin (Resochin) 3mal 150 mg täglich, zunächst per infusionem 60 Min., dann oral, insgesamt 10 Tage, strikte Bettruhe, stationäre Behandlung
◆ Die Therapieschemata variieren sehr stark in der Literatur, der Praxis der Tropeninstitute und international.

Praxistip

Der Therapieerfolg beim Amöbenleberabszeß sollte nach klinischen Kriterien beurteilt werden, da die Besserung des sonographischen und serologischen Befundes verzögert ist.

Prophylaxe

- Filtern oder Abkochen von Trinkwasser,
- Chlorierung des Trinkwassers nicht effektiv,
- bei kopfgedüngtem Gemüse (auch außerhalb der Tropen) gründliches Waschen.

Praxistip

Empfehlung für Reisende zur Prophylaxe oral erworbener Infektionen: Cook it, peel it or forget it!

Lambliasis

Definition

Infektion des menschlichen Dünndarms mit *Giardia lamblia*.

Syn.: Giardiasis   *engl.:* giardiasis

Epidemiologie

- In Ländern mit schlechten hygienischen und sanitären Bedingungen tritt die Lambliasis endemisch auf. Vor allem mangelernährte Kinder und Kleinkinder nach dem Abstillen sind betroffen (in manchen Regionen annähernd 100%).
- In Industrieländern sind Erwachsene und Kinder gleich häufig, jedoch insgesamt selten betroffen. Eine Infektion mit Lamblien führt hier seltener zu Krankheitserscheinungen. Homosexuelle Männer haben ein erhöhtes Infektionsrisiko.
- Tiere haben als Erregerreservoir keine große Bedeutung.
- Die infektiösen Zysten können außerhalb des Wirts 3 Monate überleben und werden auch durch Chlorierung des Wassers nicht abgetötet.
- Lambliasis ist die bei Tropenrückkehrern am häufigsten gefundene Protozoeninfektion.

Ätiopathogenese und Pathophysiologie

Die Infektion erfolgt fäkal-oral durch Schmierinfektion, kontaminiertes Wasser und kontaminierte Nahrungsmittel über Lamblienzysten (< 10 Zysten sind ausreichend), die sich im Dünndarm zu begeißelten Trophozoiten entwickeln, an der Darmmukosa anhaften und vermehren. Beim Verlassen der Darmwand Umwandlung in Zysten. Die Besiedelung der Mukosa führt zur Atrophie des Bürstensaumes und zur Verminderung der Disaccharidasen und alkalischen Phosphatasen. Folgen sind Lactoseintoleranz und Durchfall.

Symptomatik

- In Endemiegebieten haben Patienten häufig keine bis geringe Verdauungsbeschwerden.
- Die häufigsten Symptome sind geblähtes Abdomen, periumbilikaler Druckschmerz, Flatulenz und Aufstoßen mit charakteristisch fauligem Geruch.
- Aber auch chronische breiige Durchfälle, Gewichtsverlust, Malabsorptionserscheinungen können vorkommen und bedrohliche Formen annehmen.

Diagnostisches Vorgehen

Die Diagnose der Lambliasis kann sehr schwierig sein:

- Tropenanamnese, Durchfallanamnese,
- Mehrfache mikroskopische Stuhluntersuchungen (mind. 3),
- Lamblienantigen-Nachweis im Stuhl (ELISA), direkter Immunfluoreszenztest.

Praxistip

Bei anhaltendem klinischem Verdacht ohne Nachweis von Lamblien im Stuhl kann eine Therapie ex juvantibus einen indirekten diagnostischen Hinweis bringen und eine deutliche Besserung bewirken.

Differentialdiagnose (Tab. 3.**31**)

Tabelle 3.**31**   Differentialdiagnose der Lambliasis

Krankheiten	Bedeutung	Kommentar
Lambliasis kann auch als opportunistische Besiedelung bei anderen gastrointestinalen Störungen auftreten, z. B.:		
Malabsorptions-syndrom tropische Sprue	++	Fettstühle, Eiweißmangel-erscheinungen (z. B. Ödeme), Anämie
chronische Pankreatitis	+	häufig in Afrika! Oberbauch-schmerzen, Diabetes mellitus
Divertikulose	+	selten in Afrika

Therapie

Sie ist nur bei symptomatischen Fällen angezeigt.

◆ Metronidazol oral, 0,8 – 1 g (Kinder 15 – 20 mg/kg KG) 2mal täg-lich für 3 Tage oder
◆ Tinidazol oral, 2 g (Kinder 50 mg/kg KG) einmalig.

(Unerwünschte Wirkungen, Wechselwirkungen und Kontraindi-kationen s. Tab. 3.**30**.)

Prophylaxe

◆ Trennung von Abwasser und Trinkwasser,
◆ Filtern oder Abkochen von Trinkwasser.

▬▬ Kokzidiose

── Definition ──────────────

Infektion des Menschen mit einer von vier Arten der Familie *Coccidia* der Sporo-zoen (nicht zu verwechseln mit Coccidioides, einer Pilzinfektion): *Cryptospori-dium (Cyclospora)*, *Isospora belli*, *Sarcocystis*-Arten und *Toxoplasma* (Tab. 3.**32**).

Syn.: –   *engl.:* coccidiosis

Tabelle 3.**32** Kokziciosen

	Kryptosporidiosis	Isosporiasis	Sarkozystose
Erreger	*Cryptosporidium*	*Isospora belli*	*Sarcocystis bovihominis/suihominis*
Epidemiologie	selten beim Menschen, häufig immundefiziente Patienten (z. B. AIDS)		
Ätiopathogenese	Infektion durch orale Aufnahme von Oozysten. Vermehrungszyklus ähnlich wie bei Malaria	Infektion durch orale Aufnahme von Oozysten	Aufnahme über Zysten im rohen Schweinefleisch (*S. suihominis*) oder Rindfleisch (*S. bovihominis*)
Symptomatik	Durchfall ohne schwere Allgemeinsymptome	(chronischer) Durchfall, Anorexie, Gewichtsverlust, bei AIDS-Patienten Malabsorption	Bei *S. suihominis* gastrointestinale Störungen, ein- bis zweitägiger Brechdurchfall (bei *S. bovihominis* keine Beschwerden)
Diagnostik	Nachweis im konzentrierten Stuhl		unnötig, da Zystennachweis im Stuhl erst 2 – 3 Wochen nach Infektion möglich
Therapie	symptomatisch, keine spezifische Therapie bekannt (evtl. Spiramycin)	Trimethoprim/Sulfamethoxazol oder Pyrimethamin/Sulfadoxin	symptomatisch
Prophylaxe	Nahrungs- und Trinkwasserhygiene, bei Immunsuppression Tierkontakte meiden	Nahrungs- und Trinkwasserhygiene	Verzehr von rohem oder ungefrostetem Fleisch meiden

Differentialdiagnose (Tab. 3.**33**)

Tabelle 3.**33**   Differentialdiagnose der Kokzidiose

Krankheiten	Bedeutung	Kommentar
Malabsorptionssyn- drom, Sprue	+++	Fettstühle, Eiweißmangelerscheinungen (z. B. Ödeme), Anämie
Amöbendurchfall	+++	parasitologische Stuhluntersuchung
Lambliasis	++	parasitologische Stuhluntersuchung
bakterieller Durchfall	++	akuter Beginn, Erbrechen, schmerzhafte, wäßrige Durchfälle, Spontanheilung innerhalb einiger Tage, keine Rückfälle
viraler Durchfall	+	kurzdauernd

Oral erworbene Helminthiasen

Definition

Unter oral erworbenen Helminthiasen werden Infektionen mit parasitischen Würmern zusammengefaßt, die in allen Klimazonen vorkommen, insbesondere jedoch in den Subtropen und Tropen, wobei unhygienische sanitäre, Wasser- und Lebensmittelversorgung und -zubereitung ihre Verbreitung begünstigen.

Syn.: Wurminfektion   *engl.:* helminthiasis

Man unterscheidet drei wichtige humanpathologische Gattungen, *Nematoden, Zestoden* und *Trematoden,* die jeweils charakteristische Entwicklungszyklen und somit auch epidemiologische und ätiopathologische Besonderheiten aufweisen. Eine Auswahl der wichtigsten wird hier vorgestellt.

▬▬ Nematodiasen

Verursacht durch *Nematoden,* Rundwürmer oder Fadenwürmer, deren Eier ohne Zwischenwirt aus dem Darm des Menschen durch Kotverschmutzung der Umwelt über geeignete Vehikel wie Hände, Staub, Wasser, Gemüse usw. per os wieder aufgenommen werden. Die wichtigsten Arten sind die getrenntgeschlechtlichen Nematoden *Ascaris lumbricoides, Enterobius vermicularis, Trichuris trichiura. Trichinella spiralis* wird durch infiziertes Schweinefleisch übertragen. Eine Sonderform stellt der durch Trinkwasser übertragene Medinawurm dar, der in seinem Larvenstadium in *Cyclops*-Arten im Brunnenwasser als Zwischenwirt parasitiert.

In Tab. 3.**34** und 3.**35** werden die Nematoden getrennt nach weltweiter und zonaler Verbreitung dargestellt.

▬▬ Zestodiasen

Zestoden- oder Bandwurminfektionen kommen weltweit vor, vor allem auch auf der nördlichen Hemisphäre. Bandwürmer haben einen End- und einen oder zwei Zwischenwirte. Der Mensch ist Endwirt von *Taenia saginata* (Zwischenwirt Rind: Rinderbandwurm), von *Taenia solium* (Zwischenwirt Schwein: Schweinebandwurm) und von *Diphyllobothrium latum* (Zwischenwirt Cyclops und Fisch: Fischbandwurm). Bei *Hymenolepis nana* (Zwergbandwurm) ist der Mensch Endwirt, ohne Zwischenwirt. Bei *Echinococcus granulosus* und *E. multilocularis* ist der Hund bzw. Fuchs Endwirt; der Mensch ist akzidenteller Zwischenwirt (Tab. 3.**36**, 3.**37**).

▬▬ Trematodiasen

▬ *Definition*

Durch *Trematoden* (Distomen, Saugwürmer oder Egel) hervorgerufene Parasitosen. Die Parasiten werden durch Genuß roher Süßwasserfische, Krebse, Krabben oder Wassergemüsearten, welche als letzte von *zwei Zwischenwirten* Larvenstadien enthalten, aufgenommen (z. B. *Opisthorchis viverrini, Clonorchis sinensis* und andere Leberegelarten, *Fasciolopsis buski,* Paragonimusarten u. a.) (Tab. 3.**38**).

Syn.: Leberegel, Lungenegel   *engl.:* trematodiases

Tabelle 3.34 Darmnematoden mit weltweiter Verbreitung vor allem bei Kindern, fäkal-orale Infektion durch die Nematodeneier/-larven, ohne Zwischenwirt

Parasit	Ascaris lumbricoides (Spulwurm)	Trichuris trichura (Peitschenwurm) u. Trichostrongylus-arten	Enterobius vermicularis (Oxyuren, Madenwurm)	Toxacara canis/cati (Hunde- und Katzenspulwurm) Larva migrans visceralis
Epidemiologie	weltweite Verbreitung, vor allem bei Kindern, fäkal-orale Übertragung von embryonalen Nematodeneiern aus dem Darm des Endwirts			
Übertragungsmodus	fäkal-orale Infektion mit embryonierten Eiern durch Haus- und Hofstaub (auch Geophagie der Kleinkinder), Fäkaldüngung und Abwasserberieselung von Gemüse und Salat		fäkal-orale Hetero- und Autoinfektion durch Staub aus Körper- und Bettwäsche, besonders bei Kleinkindern, Familieninfektion	orale Aufnahme von Hunde- oder Katzenkotenthaltendem Material
Präpatenzzeit	1–2 Monate	1–3 Monate	2 Wochen	1–2 Monate
Ätiopathogenese	embryonierte Eier per os, Larven schlüpfen im Darm des Menschen			
Pathophysiologie	Larve via Pfortader, Lunge, Pharynx, Ösophagus, Dünndarm: adulter Wurm, Einwanderung in Gallen- und Pankreasgang	Adultwurm ohne weitere Wanderung im Dickdarm und Zäkum zwischen den Zotten	Adultwürmer besiedeln das obere Kolon, Zäkum, Appendix Eier werden über Nacht vom Weibchen perianal abgelegt	Larven durch Darmmukose und hämatogen: z.B. granulomatöse Infiltrate in Leber, Lunge, Herz, Niere, Milz, Gehirn

Tabelle 3.**34** (Fortsetzung)

Parasit	Ascaris lumbricoides (Spulwurm)	Trichuris trichura (Peitschenwurm) u. Trichostrongylus-arten	Enterobius vermicularis (Oxyuren, Madenwurm)	Toxacara canis/cati (Hunde- und Katzenspulwurm) Larva migrans visceralis
Symptomatik	eosinophile Lungeninfiltrate, unklare Oberbauchbeschwerden Komplikationen: Ileus, Gallen- und Pankreasobstruktion	häufig asymptomatisch, intestinale Störungen nur bei starkem Befall	Pruritus ani, Appendizitis, perianale, sekundär infizierte Kratzeffekte Schlaflosigkeit? Nervosität? Vulvovaginitis bei Frauen	häufig asymptomatisch, Eosinophilie, Hepatosplenomegalie, Pleuritis, Myokarditis, Myelitis, Chorioretinitis
Diagnostisches Vorgehen	Stuhluntersuchung/Einachweis, Bluteosinophilie > 15% Adultwurm im Stuhl: m = 20–25 cm f = 30 cm	m und f = 3–5 cm	Einachweis: perianales Abklatschpräparat (Tesafilm) morgens auf Objektträger im Stuhl Adultwurm: m = 2–5 mm f = 8–13 mm	Eosinophilie, ELISA mit Larvenantigen
Differentialdiagnose	alle oral oder perkutan erworbenen Darmhelminthen (z. B. Hakenwurm, Schistosoma haematobium, Leberegel) Hypereosinophilien anderer Ursachen (Filariosen, Lymphome)			andere larvale Nematodeninfektionen, Vaskulitis, Chorioretinitis

Tabelle 3.**34** (Fortsetzung)

Parasit	Ascaris lumbricoides (Spulwurm)	Trichuris trichura (Peitschenwurm) u. Trichostrongylus- arten	Enterobius vermicu- laris (Oxyuren, Maden- wurm)	Toxacara canis/cati (Hunde- und Katzen- spulwurm) Larva migrans visce- ralis
Therapie	Benzimidazolcarbamat: (Heilungsrate 80–100%) Mebendazol (Vermox) Einmaldosis 200 mg 2 × 100 mg täglich 3 Tage

Albendazol (Zentel) Einmaldosis 400 mg   1 × 400 mg täglich 3 Tage

bei Obstruktionssym- ptomatik: Piperazin nasogastral u. even- tuell chirurgische Inter- vention | | Pyrvinium (Molevac) 5 mg Base/kg KG Pyrantel (Helmex) 10 mg Base/kg KG Mebendazol 100 mg Albendazol 200 mg

Zweitbehandlung nach 2 Wochen | symptomatisch Thiabendazol 25 mg/kg KG 2 × täglich, 5 Tage |
| **Prophylaxe** | Verhinderung der fäkalen Kontamination der Umgebung, Vermeidung von Abwasser- und Fäkaliendüngung, Massenbehandlung hat nur vorübergehend Einfluß auf die Durchseuchung | | | Händewaschen, konse- quente Gruppenbe- handlung, Kochen der Bett- und Unterwäsche | Entwurmung von Hun- den und Katzen, Fern- halten derselben von Kinderspielplätzen |

Tabelle 3.**35** Darmnematoden mit zonaler Verbreitung, übertragen durch einen Zwischenwirt als Nahrungsmittel

Parasit	Trichinella spiralis (Trichinose)	Dracunculus medinensis (Guinea- oder Medinawurm)	Angiostrongylus cantonensis	Capillaria philippinensis
Epidemiologie	weltweite Zoonose, Schwein, Wildschwein, Bär, Farmpelztiere	Zentral-, West- u. Ostafrika, Sudan, arab. Halbinsel, Mittl. Osten, Südasien (wasserarme Zonen)	SO-Asien, Thailand, Indien, Ozeanien, Madagaskar, Ägypten und andere Länder	SO-Asien, Philippinen, Japan, Iran, Ägypten
Endwirt (Reservoir) Zwischenwirt	Ratte, Karnivoren, Hausschwein, Farmpelztiere ständiger Wirtswechsel zwischen Karnivoren und Omnivoren Präpatenz: 5–7 Tage Inkubation: 11 Tage Mensch Fehlwirt	Mensch Ausscheidung der Larven im Wasser, Cyclopsarten (metazyklische Larven) mit Trinkwasser aufgenommen (Wasserstellen und Brunnen). Präpatenz: 9–12 Monate Mensch Endwirt	Ratten (Pulmonalarterien) Schnecken Zwischenwirt Infektion: rohe Schnecken und Krabben als Nahrung Inkubation 1–2 Wochen Mensch Fehlwirt	Mensch (Jejunum) 1. Generation von Adultwürmern produziert Larven, die zu Adultwürmern der 2. Generation heranwachsen. Erst diese legen Eier. Zwischenwirt Fische (?) roh verzehrt → Infektion. Mensch ist Endwirt.

Tabelle 3.35   (Fortsetzung)

Parasit	Trichinella spiralis (Trichinose)	Dracunculus medinensis (Guinea- oder Medinawurm)	Angiostrongylus cantonensis	Capillaria philippinensis
Ätiopathogenese Pathophysiologie	Ausmaß der Pathologie hängt von Infektionsstadium ab; Infektion über larvenhaltiges Fleisch. Weibliche Adultwürmer (3–4 mm) setzen Larven frei, die über die Mukosa und die Blutbahn in die quergestreifte Muskulatur gelangen	Larve aus mitgetrunkenem Cyclops durch Darmwand → Körperhöhlen → subkutanes Bindegewebe der Extremitäten m = 12–14 mm f > 90 cm (!) Vulva des weibl. Wurms penetriert Haut (Hautgeschwüre) und entläßt vivipare Larven bei Kontakt mit Wasser	orale Aufnahme Larven → ZNS eosinophile Meningitis, Iridozyklitis endogene Autoinfektion möglich	Aufnahme durch rohen larvenhaltigen Fisch Adultwürmer im Jejunum, Darm, Kryptenatrophie schwerer Verlauf bei Endoautoinfektion
Symptomatik	Muskelschmerzen, (Lid-)Ödeme, Hypereosinophilie, Fieber, Myalgien, Urtikaria, Husten, Myokarditis, Krämpfe, Koma, tödl. Verlauf möglich	bullös-ulzerative Läsion durch Sekundärinfektion, wochenlange Gehund Arbeitsbehinderung	Kopfschmerzen, Nausea, Meningismus, einseitige Parästhesien	abdominale Beschwerden, massiver Durchfall mit Eiweißverlust und Ödemen, Exsikkose, Elektrolytmangel, Tod

Tabelle 3.35 (Fortsetzung)

Parasit	Trichinella spiralis (Trichinose)	Dracunculus medinensis (Guinea- oder Medinawurm)	Angiostrongylus cantonensis	Capillaria philippinensis
Diagnostisches Vorgehen	Anamnese, Eosinophilie, spez. Antikörper, Larven im Muskel, Biopsie, Untersuchung der verdächtigen Nahrungsmittel	anamnestisch und klinisch typisch. Larvennachweis aus dem Ulkus, Vulva und Wurm sichtbar	klinisch, geogr. Anamnese. Eosinophilie im Blut und Liquor, ELISA	Ei, Larven und Adultwurm (2 – 5 mm) im Stuhl, Eosinophilie
Differentialdiagnose		andere Hautinfektionen	andere Helminthiasen mit zerebraler Beteiligung, asept. Meningitis anderer Ursachen	Strongyloidiasis, trop. Enteropathie, infektiöse Enteritiden
Therapie	Mebendazol 20 mg/kg KG alle 6 Std. über 2 Wochen. Ggf Wiederholung notwendig	antiinflammatorisch u. Behandlung d. Sekundärinfektionen langsames Herausziehen des Wurmes über Wochen	Albendazol Thiabendazol (keine kontrollierten Studien)	Mebendazol 2 × 200 mg täglich Albendazol 400 mg täglich über 3 Wochen u. symptomatisch
	bei lebensbedrohlichen Infektionen Corticosteroide zur Beeinflussung der Immunreaktion	cave: massives Vorgehen führt zu Abriß und heftigen entzündlichen Reaktionen zusätzlich Antihelminthika		
Prophylaxe	Fleischhygiene	Sanierung der Wasserstellen, Filtern des Trinkwassers		

Tabelle 3.**36** Bandwürmer (Zestoden)

Parasit	Taenia saginata (Rinderbandwurm)	Taenia solium (Schweinebandwurm)	Diphyllobothrium latum (Fischbandwurm)	Hymenolepis nana (Zwergbandwurm)
Epidemiologie	weltweit / Zentral-, Ostafrika	Afrika, Neuguinea, Indonesien, Südamerika	kühl-gemäßigte Zonen der Nordhemisphäre	Tropen Subtropen häufigste Bandwurmart bei Kindern
Übertragung	Übertragung durch kontaminierte Weideflächen bei mangelhafter Frischfleischhygiene, Verzehr von rohem Fleisch		Verzehr von rohem, mit Larven kontaminiertem Süßwasserfisch	fäkal-oral und kontaminierte Nahrungsmittel
Zwischenwirt	Rind (Cysticercus bovis)	Schwein (Cysticercus cellulosae) Mensch Fehlzwischenwirt	1. Copepoda 2. Süßwasserfische	Floh und andere Insekten Mensch
Endwirt	Mensch	Mensch	Mensch	Mensch
Präpatenzzeit	6 Monate	6 Monate	5–6 Wochen	3–4 Wochen
Adultwurm	4–10 m lang	2–7 m lang	< 20 m lang	1–4 cm lang
Ätiopathogenese Pathophysiologie	larven(finnen)haltiges rohes Fleisch – Entwicklung des Adultwurms im Darm (Lebensdauer 20 Jahre), wenig Beschwerden		larvenhaltiger, roher Fisch, Adultwurm im Darm	Adultwurm in den Darmzotten

Tabelle 3.36 (Fortsetzung)

Parasit	Taenia saginata (Rinderbandwurm)	Taenia solium (Schweinebandwurm)	Diphyllobothrium latum (Fischbandwurm)	Hymenolepis nana (Zwergbandwurm)
Symptomatik	Gewichtsverlust	Zystizerkose (*T.-solium*-Larve) in Gehirn, Auge, Herdsymptome, Krämpfe	meist asymptomatisch, makrozytäre Anämie (Vitamin-B_{12}-Entzug)	meist asymptomatisch oder Durchfälle
Diagnostisches Vorgehen		Adultwurm Einachweis im Stuhl Abgang von Proglottiden Serologie		Einachweis im Stuhl
Differentialdiagnose		andere Ursachen raumfordernder Prozesse im ZNS	andere Ursachen von Vitamin-B_{12}-Mangel	
Therapie	Praziquantel (Cesol) 10 mg/kg Einmaldosis Niclosamid (Yomesan) 2 g Einmaldosis Zystizerkose: Praziquantel 3 × 25 mg/kg KG täglich, 14 Tage lang cave Exazerbation			Praziquantel 25 mg/kg KG
Prognose	gut			
Prophylaxe	Vermeiden rohen Fleischs, Fischs			

Tabelle 3.**37**   Zestoden II (Echinokokkose)

Parasit	Echinococcus granulosus (Hundebandwurm)	Echinococcus multilocularis (Fuchsbandwurm)
Epidemiologie	weltweit besonders Südamerika, Ost- u. Nordafrika	kühl-gemäßigte Zonen der Nordhemisphäre, Mitteleuropa, Süddeutschland, GUS, China, Japan, Alaska, Kanada
Übertragung	Mensch als Zwischenwirt (Fehlwirt) der Larvenstadien orale Aufnahme von Eiern aus dem Kot und kotverschmutztem Staub aus Fell von Hund	(Finnen) orale Aufnahme von Eiern aus dem Kot und kotverschmutztem Material (Waldbeeren)
Endwirt	Hund	Fuchs
Adultwurm	2–5 mm lang	2–5 mm lang
natürlicher Zyklus	Hund → Schaf → Hund (Schlachtabfälle)	Fuchs → Nagetier → Fuchs
Ätiopathogenese Pathophysiologie	abgekapselte, isolierte Zysten, meist in der Leber oder Lunge (*Echinococcus cysticus*)	infiltrativ wachsende Zysten, primär fast ausschließlich in der Leber, per continuitatem, auf Blut- oder Lymphweg in Nachbarorgane (*Echinococcus alveolaris*)
Symptomatik	abhängig von Organbefall, raumgreifender Prozeß, allergische Reaktionen oder anaphylaktischer Schock bei Zystenruptur	
Diagnostisches Vorgehen	CT, Sonographie, Radiologie, Serologie (ELISA, indirekte Hämagglutination, Immunfluoreszenztest, Radioallergosorbenttest) Diagnostische Punktionen oder Biopsien sind kontraindiziert	
Differentialdiagnose	andere raumfordernde Prozesse	
Therapie	radikale operative Entfernung Mebendazol/Albendazol prä- u. postoperativ	meist inoperabel Mebendazol-Langzeittherapie Albendazol

Tabelle 3.38 Trematodeninfektionen durch Zwischenwirte, die mit der Nahrung aufgenommen werden

Erreger	Opisthorchis viverrini Clonorchis sinensis	Opisthorchis felineus	Paragonimus westermani P. africanus P. mexicanus	Fasciolopsis buski	Fasciola hepatica
Synonym	Chinesischer Leberegel	Katzenleberegel	Lungenegel	Großer Darmegel	Großer Leberegel
Vorkommen	China, Südostasien	Eurasien, Zentral-, Ost-, Südosteuropa	Südostasien, Westafrika, Südamerika	China, Ostasien	weltweit, auch Europa (England, Frankreich)
Epidemiologie	*Mensch*, Hund, Katze, Schwein (Gallen- u. Pankreasgänge)	*Mensch*, Hund, Katze, Schwein	*Mensch*, Schwein, Karnivoren (in der Lunge)	*Mensch*, Schwein (Dünndarm)	Schaf, Rind, *Mensch* (in Gallengängen)
1. Zwischenwirt			Schnecken		
2. Zwischenwirt (= Infektionsquelle des Menschen)	Süßwasserfische		Süßwasserkrabben u. Krebse	Wasserpflanzen (u. a. Wassergemüse)	Brunnenkresse, passive Übertragung durch Schafleber
Pathologie Symptomatik	Cholangitis, Pankreatitis, Cholestase, Leberzirrhose, Gallengangskarzinom Inkubationszeit 1–3 Wochen		Lungenabszeß, Pleuritis, Peritonitis	Durchfälle, Darmulzera, Kräfteverfall, Aszites	Verschlußikterus, Leberzirrhose

Tabelle 3.38 (Fortsetzung)

Erreger	Opisthorchis viverrini Clonorchis sinensis	Opisthorchis felineus	Paragonimus westermani P. africanus P. mexicanus	Fasciolopsis buski	Fasciola hepatica
Diagnostisches Vorgehen	Reise- u. Nahrungsanamnese, Blutbild: Eosinophilie Einachweis				
	im Stuhl u. Gallensaft		im Sputum rostrotes Sputum, Thoraxröntgenaufnahme	im Stuhl	im Stuhl
Therapie	3 × 25 mg/kg KG an einem Tag	Praziquantel 3 × 25 mg/kg KG tägl. über 3 Tage		15 mg/kg KG einmalig	Praziquantel geringe Wirksamkeit, Triclabendazol, Bithionol (toxisch)
	unerwünschte Wirkungen: Nausea, Erbrechen, Durchfall in wenigen Fällen				
Prognose	bei frühzeitiger Behandlung Heilungsrate um 100% u. Rückbildung sekundärer Befunde				bei Therapieversagen chron. Befall
Prophylaxe	individuell bei Reisen in Endemiegebiete Vermeiden von rohen Süßwasserfischen und Meeresfrüchten etc.				
Bekämpfung	Gesundheitserziehung, gezielte Massentherapie, Vermeidung fäkaler Kontamination von Fischteichen				

Sexuell und parenteral übertragene Erkrankungen

Die meisten sexuell übertragenen Erkrankungen werden grundsätzlich auch parenteral übertragen. Dies ist insbesondere dann zu berücksichtigen, wenn unter schlechten hygienischen Bedingungen ärztliche und zahnärztliche Eingriffe, Maniküre, Tätowierungen, Ohrringstechen und „piercing" vorgenommen werden. Gleiches gilt bekannterweise für die mehrfache Benutzung von Spritzenbesteck bei i. v. Drogenkonsum (Tab. 3.**39**).

Prävention

◆ Der häufige Wechsel des Sexualpartners stellt immer ein erhöhtes Infektionsrisiko dar.
◆ Bei sexuellen Kontakten mit unbekannten Partnern gibt es zur rigorosen Benutzung von Kondomen keine Alternative.
◆ Die Anwendung von Blutkonserven ist auf das Notwendigste zu beschränken.
◆ Chirurgische, zahnärztliche und andere invasive Eingriffe wie Tätowierungen und Ohrringstechen unter nicht sicher hygienischen Bedingungen sollten wenn möglich vermieden werden.
◆ Der „HIV-Test danach" ist keine präventive Maßnahme und sollte nicht dazu verleiten, obengenannte Maßnahmen zu vernachlässigen.
◆ Bei längeren Reisen können eventuell Einmalspritzen und Einmalnadeln für den Bedarfsfall mitgeführt werden. Ein dazugehöriges ärztliches Rezept kann eventuell den Verdacht von Drogenmißbrauch bei Zollkontrollen abschwächen (S. 109).
◆ Bei Gruppenreisen können Teilnehmer vorab untersuchen und klären, ob gegenseitige Blutspenden möglich sind, das Einverständnis zu einer vorherigen HIV- und Hepatitistestung vorausgesetzt.

Tabelle 3.**39**   Systematische Übersicht sexuell übertragener Erkrankungen

Viren	Bakterien	Protozoen	Helminthen
Hepatitis B, C u. D	Gonorrhö	Lambliasis	Enterobius vermicularis
HIV	Chlamydien	Cryptosporidium-Arten	Strongyloides stercoralis
	Syphilis	Amöbiasis	Trichuris trichiura
	Granuloma inguinale		
	Ulcus molle		

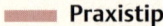 **Praxistip**

Die Aufklärung über die Gefahren von und die Verhütungsmaßnahmen gegen sexuell und parenteral übertragene Erkrankungen muß fester Bestandteil jeder reisemedizinischen Beratung sein. ▬

Virale Infektionen

▬ **Virushepatitis**

Obgleich Hepatitis A und E in der Regel nicht sexuell übertragen werden, sollen die viralen Hepatitiden aus didaktischen Gründen an dieser Stelle gemeinsam abgehandelt werden.

Definition

Unter dem Begriff akute Virushepatitis werden jene Erkrankungen der Leber zusammengefaßt, die durch fünf verschiedene Hepatitisviren, A – E, hervorgerufen werden können und dementsprechend unterschiedliche Eigenschaften bezüglich Infektion, Verlauf und Prognose haben.

Syn.: infektiöse bzw. virale Hepatitis   *engl.:* viral hepatitis
(Gelbsucht), hepatitis contagiosa

Epidemiologie

- Die verschiedenen Hepatitisviren sind grundsätzlich weltweit verbreitet (Einzelheiten s. Tab. 3.**40**).
- Insbesondere für HAV und HBV ist die Seroprävalenz jedoch am höchsten in warmen Ländern mit hygienisch schlechten Bedingungen.
- Hepatitis A ist eines der häufigsten „Reisemitbringsel" bei Tropenreisen.
- Mit Verbesserung der hygienischen Bedingungen ist die Antikörperprävalenz gegen HAV unter jungen Erwachsenen in den Industrieländern deutlich gesunken. Damit kommt es paradoxerweise zu einem Anstieg klinisch schwerer Verläufe in dieser Bevölkerungsgruppe.

Ätiopathogenese und Pathophysiologie

Im Falle des **HAV** und des **HEV** kommt es während der Inkubationszeit von etwa 28 Tagen zur Vermehrung der Viren im Darm. Nach vorübergehender Virämie wird die Leber befallen. Infolge der zellulären und humoralen Immunreaktion entsteht dann die eigentliche Entzün

Tabelle 3.**40** Klinische und mikrobiologische Charakteristika der Virushepatitiden

Erkrankung	Hepatitis A (HAV)	Hepatitis B (HBV)	Hepatitis C (HCV)	Hepatitis D (HDV)	Hepatitis E (HEV)
Virusklassifikation	*Hepatovirus*	*Hepadnavirus*	ähnelt einem Flavivirus	ähnelt einem Viroid	ähnelt einem α-Virus
Antigene	HAV	HBsAg, HBcAg, HBeAg	HCV	HBsAg, HDVAg	HEVAg
durchschnittliche Inkubationszeit in Tagen	30	60 – 90	50	60 – 90	40
Beginn der Erkrankung	akut	schleichend oder akut	schleichend	schleichend oder akut	akut
Übertragung	fäkal-oral, teilw. sexuell	sexuell, parenteral, perinatal	überwiegend parenteral (sexuell, perinatal)	sexuell, perinatal, in Nordamerika und Mitteleuropa zumeist parenteral	fäkal-oral
Klinik	milder Verlauf (0,1 % fulminant), keine chronischen Verläufe	gelegentlich schwere (in 0,1 – 15 % fulminante) Verläufe, in bis zu 10 % chronisch	mäßiger Verlauf, jedoch häufig chronisch (50 %)	bis 5 % fulminant bei akuter Koinfektion mit HBV bis 20 % fulminant bei Superinfektion einer chronischen HBV-Infektion	benigne (1 – 2 % fulminante Verläufe)
Prognose	gut	mäßig, im Alter verschlechtert, Leberzirrhose oder hepatozelluläres Karzinom möglich		bei akutem Verlauf gut	gut

Tabelle 3.40   (Fortsetzung)

Erkrankung	Hepatitis A (HAV)	Hepatitis B (HBV)	Hepatitis C (HCV)	Hepatitis D (HDV)	Hepatitis E (HEV)
Träger von Antigen (carrier)	keine	0,1–30%	0,5–1%	?	keine
Impfung	aktiver Totimpfstoff, Immunglobuline	aktiver Impfstoff (Hyperimmunglobulin)	–	–	–
Epidemiologie	weltweit verbreitet, besonders hohes Risiko in Afrika, Asien, Mittel- und Südamerika	weltweit	weltweite Verbreitung, hohe Prävalenz unter immunsupprimierten Patienten	weltweit, im Mittelmeerraum endemisch unter HBV-Infizierten, gelegentlich Ausbruch schwerer Hepatitiden in HBV-endemischen Regionen	indischer Subkontinent, Nordafrika, Mexiko u. a.
Ansteckungsfähigkeit	analog zur Ausscheidung des HAVAg, ca. 2 Wochen vor bis kurz nach Beginn der Erkrankung	analog zum HBsAg Nachweis, von der Inkubationszeit bis ca. 2–3 Monate nach Erkrankungsbeginn bei 5–10% chronische HBs-Träger	alle Anti-HCV-AK-Positiven	alle Anti-HDV-AK-Positiven	vermutlich ähnlich wie bei HAV

dung der Leber mit meist reversibler Schädigung der Hepatozyten. Mit Beginn der klinischen Symptomatik hat die Erregerexkretion im Stuhl bereits abgenommen. Die IgM-Antikörper steigen an, IgG-AK werden etwa 2 Wochen später nachweisbar und persistieren.

Bei **HBV, HCV** und **HDV,** bei denen parenterale Übertragungswege im Vordergrund stehen, werden Viren nicht im Stuhl ausgeschieden. Auch chronische und irreversible Schädigungen kommen vor. Bei Hepatitis B kann es außerdem zum asymptomatischen, jedoch infektiösen Trägertum (carrier) des HBsAg kommen. Wichtig insbesondere bei Patienten aus HBV-endemischen Regionen ist der Zusammenhang von hepatozellulären Karzinomen mit vorangegangener HBV-Infektion.

Bezüglich des diagnostisch bedeutsamen zeitlichen Verlaufs von Virusantigenen und Antikörpern sei auf Tab. 3.**41** sowie auf internistische Lehrbücher verwiesen.

Abgesehen von den unterschiedlichen Übertragungswegen und Inkubationszeiten, verläuft die Erkrankung zunächst ähnlich wie bei der Hepatitis A. Aufgrund immunologischer Prozesse werden die Hepatozyten jedoch zum Teil irreversibel geschädigt. Die Inkubationszeit von HBV und HDV beträgt 1 – 6 Monate. Eine HDV-Infektion kann jedoch nur bei schon bestehender HBV-Infektion stattfinden. Sie bewirkt dann häufig einen schweren Verlauf oder einen „Rückfall" der bereits bestehenden Hepatitis B.

Tabelle 3.**41**　Vereinfachte serologische Merkmale zur Diagnose der Virushepatitis

Interpretation	HBsAg	IgM-Anti-HAV	IgM-Anti-HBc	Anti-HCV
akute Hepatitis A	–	+	–	–
akute Hepatitis A bei zusätzlicher chronischer Hepatitis B	+	+	–	–
akute Hepatitis A und B	+/–	+	+	–
akute Hepatitis B	+/–	–	+	–
chronische Hepatitis B	+	–	–	–
akute Hepatitis C	–	–	–	+

Symptomatik

Die meisten Infektionen verlaufen asymptomatisch und deshalb unbemerkt. Bei einigen zeigen sich noch vor Ablauf der Inkubationszeit

Allgemeinbeschwerden wie Müdigkeit, Appetit- und Gewichtsverlust, Kopfschmerzen, unspezifische Oberbauchbeschwerden sowie subfebrile Temperaturen.

Die klassischen akuten Krankheitssymptome sind Haut- und Skleralikterus mit zum Teil heftigem Juckreiz, Entfärbung des Stuhls und Dunkelfärbung des Urins. In etwa 20% wird eine Lebervergrößerung festgestellt, die durch vermehrte Kapselspannung zu Schmerzen im rechten Oberbauch führen kann. Auch Milz- und Lymphknotenschwellung sind typisch.

Bei Kindern ist der Verlauf meist asymptomatisch. Protrahierte und fulminante Krankheitsverläufe treten eher bei Erwachsenen auf, die in der Kindheit noch keine Immunität aufbauen konnten.

Insbesondere bei HEV-Infektionen kann es zu fulminanten Hepatitiden mit massiv verlängerter Prothrombinzeit, Leberschrumpfung, gastrointestinalen Blutungen, Nierenversagen und Enzephalopathie bis hin zu Koma kommen.

Bei Hepatitis A wird selten auch ein protrahierter cholestatischer Ikterus beobachtet. Ebenso selten treten noch Wochen oder Monate nach scheinbarer Ausheilung einer A-Hepatitis Rückfälle mit erneutem Anstieg der Transaminasen auf.

Diagnostisches Vorgehen

- Klinische Zeichen des Ikterus in Verbindung mit Reiseanamnese,
- Nachweis von IgM-Anti-HAV in der akuten Krankheitsphase (Tab. 3.**41**),
- Anstieg von GOT, GPT sowie Bilirubin,
- Prothrombinzeit als bester Hinweis für das Ausmaß der Leberschädigung,
- Untersuchung, ob Zeichen eines cholestatischen Ikterus bestehen.

Differentialdiagnose (Tab. 3.**42**)

Tabelle 3.**42**   Differentialdiagnose der Virushepatitis

Krankheiten	Bedeutung	Kommentar
Infektion mit CMV, HSV, Toxoplasmose, Coxsackievirus	+++	serologische Abklärung
medikamenteninduzierter Ikterus	++	Medikamentenanamnese

Tabelle 3.**42** (Fortsetzung)

Krankheiten	Bedeutung	Kommentar
akute Cholezystitis, Choledocholithiasis	++	Klinik, Ultraschall, endoskopische retrograde Cholangiopankreatiko- graphie
Alkoholabusus	+	Serumtransaminasen weniger erhöht, Anamnese
bösartige Erkrankun- gen mit Lebermeta- stasen, Pankreaskar- zinom	+	Ultraschall und andere bildgebende Diagnostik, klinische Untersuchung
Leptospirose	+	Serologie
Lassa- und Marburg- Virus	(+)	Serologie

Therapie

Eine spezifische Therapie besteht nicht. Ruhe, kohlenhydratrei- che, laktovegetarische und fettarme Diät kommen den subjektiven Be- dürfnissen der Patienten am ehesten entgegen. Eine stationäre Behand- lung ist meist nicht erforderlich.

Bei schweren Verläufen muß symptomatisch, ggf. intensivmedi- zinisch behandelt werden: Darmsterilisierung, Vitamin-K-Substitution etc. Eine Corticoidtherapie ist kontraindiziert.

Isolierung mit getrennten Toiletten ist nur bei HAV und HEV bei Kleinkindern oder in Fällen von Stuhlinkontinenz nötig, da zum Zeit- punkt der manifesten Erkrankung ohnehin kaum Viren im Stuhl ausge- schieden werden. Ansteckungsverdächtige müssen auf sorgfältige Hän- dedesinfektion achten, eventuell Prophylaxe mit Immunglobulin. Inner- halb der Wohngemeinschaft Desinfektion von Wäsche.

Bei HBV, HCV und HDV üblicher Schutz vor Blut und Sekreten der Patienten.

Prognose

- In der Regel klinische Heilung und Normalisierung der Laborpa- rameter nach 1 – 2 Monaten.
- Alle A-Hepatitiden und 90 – 95 % der übrigen akuten Hepatitiden heilen vollständig ab.
- Bei Hepatitis E ist die Mortalität 1 – 2 %, bei Schwangeren sogar 20 %.

Prophylaxe

Für Hepatitis B, C und D s. Einleitung des Kapitels.

- ◆ Unterbrechung der fäkal-oralen Übertragungskette (HAV, HEV),
- ◆ Abkochen von kontaminiertem Wasser und Speisen (HAV, HEV),
- ◆ passive Impfung mit Immunglobulinen (u.U. auch als unmittelbar postexpositionelle Prophylaxe indiziert),
- ◆ aktive Impfung mit Totimpfstoff nur für HAV (s. Reiseimpfungen),
- ◆ aktive Impfung gegen HBV, bei längeren Reisen in die Tropen und bei Personen, die im Gesundheitswesen tätig sind.

AIDS in den Tropen

Vorbemerkung

Bezüglich Pathophysiologie, Krankheitsbild und Diagnose sei auf entsprechende Literatur der inneren Medizin verwiesen. An dieser Stelle soll nur auf die wichtigsten klinisch relevanten Merkmale bei HIV in den Tropen hingewiesen werden.

Syn.: –   *engl.:* AIDS

Das klinische und epidemiologische Bild von AIDS unterscheidet sich in den Tropen zum Teil erheblich von uns in Industrieländern bekannten Erscheinungsformen. Diese Unterschiede sind auf Armut, Mangelernährung, unterschiedliche Erregerexposition, unzureichende bis fehlende medizinische Versorgung sowie auf kulturelle Besonderheiten zurückzuführen. Diese potenzieren die HIV-bedingte Morbidität und Mortalität derart, daß der Tod eintritt, oft lange bevor es zur eigentlichen Ausbildung von AIDS kommt. Die sozialen und ökonomischen Auswirkungen dieser Epidemie sind in zahlreichen afrikanischen Ländern bereits verheerend. In Indien steht jedoch aufgrund der gegenwärtigen Entwicklung der HIV-Inzidenz und der großen Bevölkerung ein weitaus schlimmeres Szenario zu befürchten.

Epidemiologische Besonderheiten

- ◆ Die epidemiologisch wichtigsten Übertragungswege in den Tropen sind:
  - – sexuelle Übertragung (vor allem auch heterosexuell),
  - – infizierte Blutkonserven,
  - – vertikale Übertragung (transplazentar, perinatal und durch Muttermilch).

- Frauen sind ebenso häufig betroffen wie Männer.
- Hauptaltersgruppe 20–40 Jahre (wirtschaftlich produktivster Teil der Gesellschaft).
- Hoher Anteil an Kindern (10–20% versus Europa 4%).
- Derzeitige Schätzungen: >8 Millionen Infizierte in Afrika; in Asien >1,5 Millionen mit stark ansteigendem Trend.
- In Westafrika zusätzlich HIV-2, mit ähnlichem Krankheitsbild. Epidemiologisch nicht von großer Bedeutung.
- Ulzerierende, ebenfalls sexuell übertragene Erkrankungen begünstigen die Infektion mit HIV.
- HIV wird *nicht* durch Insekten übertragen.

Praxistip

Insbesondere bei Patienten aus „Hochendemiegebieten" sollte HIV stets Bestandteil differentialdiagnostischer Erwägungen sein.

Klinische Besonderheiten

Nichtopportunistische Infektionen prägen das Bild des HIV-Patienten in Entwicklungsländern:

- orale Kandidiasis,
- Herpes zoster,
- Pneumokokkenpneumonie,
- Tuberkulose (oft extrapulmonal, S. 141),
- Salmonellosen,
- Staphylokokkeninfektionen.

Typische **opportunistische** Infektionen in den Tropen sind:

- massiver Gewichtsverlust (slim disease) durch *Cryptosporidium* oder *Isospora belli*,
- Kaposi-Sarkom,
- Kryptokokkenmeningitis.

In Endemiegebieten (z. B. auch Spanien) wird ein vermehrtes Auftreten von viszeraler Leishmaniase in Zusammenhang mit AIDS beobachtet.

Keine Interaktion mit HIV-Infektion oder AIDS wurde bisher bei folgenden Tropenerkrankungen beobachtet: Malaria, Lepra, Amöbiasis, Lambliasis, Trypanosomiasis, Schistosomiasis, Filariasis.

Therapie und Kontrolle

- Übliche Standardtherapeutika für nichtopportunistische Infektionen sind in der Regel wirksam (falls vorhanden).
- Medikamente wie Fluconazol, Aciclovir und AZT stehen aus finanziellen Gründen meist nicht zur Verfügung.
- Präventive Maßnahmen wie Gesundheits- und Sexualerziehung, Zurverfügungstellen von Kondomen etc.
- Prävention und Therapie von sexuell übertragenen Krankheiten.
- Screening der Blutkonserven.

Praxistip

Bei geplanter medizinischer oder pflegerischer Tätigkeit (z. B. Famulaturen) in Entwicklungsländern sei daran erinnert, daß Handschuhe oftmals nicht zur Verfügung stehen. Hauptrisiko einer HIV-Infektion ist jedoch auch für in Heilberufen Tätige nach wie vor der ungeschützte Geschlechtsverkehr.

Bakterielle Infektionen

Gonorrhö

Definition

Durch gramnegative Diplokokken, *Neisseria gonorrhoeae,* hervorgerufene Erkrankung der Urogenitalschleimhäute, der Konjunktiven, des Pharynx, des Rektums und der Gelenksynovia.

Syn.: Tripper   *engl.:* gonorrhea

Epidemiologie

- In einigen afrikanischen Ländern Jahresinzidenz von 3000 bis 15 000 pro 100 000,
- Verhältnis m : f = 2 : 1.
- Frauen sind häufig asymptomatische Träger der Infektion.

Ätiopathogenese und Pathophysiologie

Über Pili haften die Neisserien an der Schleimhaut an. Aufgrund häufiger antigenetischer Veränderungen umgehen die Erreger die vom Wirt erzeugte Immunität. Das Erkrankungsrisiko bei einmaliger Exposition (Geschlechtsverkehr) ist bei Männern bereits 20%, bei Frauen vermutlich noch höher. Die Inkubationszeit beträgt 2 – 5 Tage.

Symptomatik

Leitsymptom ist der dickflüssige, gelbe Ausfluß, verbunden mit Dysurie. Bei Frauen kann es zur Bartholinitis sowie zur aufsteigenden Infektion des Uterus und der Eileiter bis hin zur akuten Salpingitis kommen. Häufigste Komplikation bei Männern ist die Epididymitis. Arthritiden, insbesondere der Knie, sind Zeichen der im Rahmen der Generalisierung erfolgenden Synovitis. Weiter Folgen bei rezidivierenden Infektionen können Ureterstriktur und Sterilität beim Mann und bei der Frau sein.

In Ländern, in denen die Credé-Prophylaxe mit Silbernitrat oder Tetracyclin nicht durchgeführt wird, ist die Gonoblennorrhö nach wie vor ein häufiges Krankheitsbild. Sie tritt durch perinatale Infektion etwa 2 – 4 Tage nach der Geburt auf und kann bis zur Erblindung des Kindes führen. Auch Erwachsene können durch Schmierinfektion über die Hände davon betroffen sein.

Diagnostisches Vorgehen

◆ Erregerdirektnachweis im Urethralabstrich,
◆ Kultur aus Abstrich verdächtiger Läsionen.
◆ Der Antikörpernachweis ist für die individuelle Diagnose nicht sicher genug.

Differentialdiagnose

Bei differentialdiagnostischen Erwägungen muß auch an häufig vorkommende Mischinfektionen gedacht werden (Tab. 3.**43**).

Tabelle 3.**43**   Differentialdiagnose der Gonorrhö

Krankheiten	Bedeutung	Kommentar
Chlamydieninfektion	+++	
Trichomonas-vaginalis-Infektion	++	direkter Erregernachweis, Kultur aus Abstrich
Candida-albicans-Infektion	++	
HIV-Infektion	++	Serologie
Ulcus molle	++	direkter Erregernachweis, Kultur aus Abstrich
Morbus Reiter	+	cave Kreuzreaktion in der Serologie

Therapie

Penicillin ist inzwischen ebenso wie Cotrimoxazol auch in vielen Entwicklungsländern nicht mehr wirksam. Es werden deshalb folgende Präparate als Einmaldosis empfohlen. Zum Ausschluß einer Doppelinfektion sollte 3 Monate nach Behandlung eine Luesserologie durchgeführt werde. Eine Partnerbehandlung ist unbedingt notwendig. Auch die Gonoblennorrhö bedarf einer systemischen Therapie.

- Ceftriaxon (Rocephin 250 mg, i. m.):
  unerwünschte Wirkungen: gastrointestinale Störungen, reversible Leberschädigung, Granulozytopenie, Blutungsstörungen,
  Kontraindikationen: Magen-Darm-Erkrankung, Überempfindlichkeit gegenüber Cephalosporinen.
- Ciprofloxacin (Ciprobay 500 mg, oral):
  unerwünschte Wirkungen: gastrointestinale und zentralnervöse Störungen, Hautreaktionen, Kreislaufdysregulation, Nierenschädigung,
  Kontraindikationen: Schwangerschaft, Stillzeit, Kinder vor Abschluß des Längenwachstums.
- Spectinomycin (Stanilo 2 g, i. m.):
  unerwünschte Wirkungen: oto- und nephrotoxisch, allergische und neurotoxische Reaktionen,
  Kontraindikationen: Aminoglykosidallergie, Niereninsuffizienz, Schwangerschaft, Vorschädigung des N. vestibulocochlearis, andere Infektionen als Gonorrhö.

Prognose

- Gonorrhö ist das beste Beispiel dafür, daß eine wirksame spezifische Therapie allein die Erkrankung auch im Individualfall nicht erfolgreich bekämpfen kann, wenn diese nicht von entsprechenden präventiven Maßnahmen begleitet ist.
- Bei rechtzeitiger Therapie und Verhinderung von Neuinfektionen ist die Prognose gut.

Chlamydieninfektion

Definition

Chlamydia trachomatis verursacht neben dem Trachom und der Chlamydienkonjunktivitis verschiedene der Gonorrhö ähnliche Genitalinfektionen sowie das Lymphogranuloma venereum. Hiervon ist die Infektion mit *Chlamydia psittaci* als Zoonose äthiologisch, epidemiologisch und klinisch streng abzugrenzen. Letztere wird hier nicht abgehandelt.

Syn.: Chlamydiose   *engl.:* chlamydial infection, lymphogranuloma venereum

Epidemiologie

- Die Chlamydiose ist nicht nur in den Tropen, sondern auch in Industrieländern die häufigste bakterielle sexuell übertragene Krankheit.
- Bei der sexuell übertragenen Chlamydiose sind überwiegend junge heterosexuelle Erwachsene, Männer häufiger als Frauen, betroffen.
- Chlamydien verursachen die meisten nichtgonorrhoischen Urethritiden und sind weltweit eine der wichtigsten Ursachen von Erblindung.

Ätiopathogenese und Pathophysiologie

Neben *C. trachomatis* und *C. psittaci* ist noch *Chlamydia pneumoniae* als menschenpathogene Art bekannt; sie verursacht einfache Pneumonien. Chlamydien sind gramnegative Bakterien mit einem intra- und extrazellulären Entwicklungszyklus.

Chlamydia trachomatis befällt vorwiegend die Schleimhäute und hat ein ausschließlich menschliches Reservoir. Die Serovare A, B, Ba und C erzeugen das Trachom, die Serovare D–L die verschiedenen sexuell und perinatal übertragenen Krankheitsbilder.

Während das Trachom durch einfache Schmier- und Kontaktinfektion verbreitet wird, verläuft die Infektion bei der Einschlußkonjunktivitis Neugeborener perinatal. Letztere kann jedoch auch als Schwimmbadkonjunktivitis bei Erwachsenen auftreten. Die verschiedenen Genitalinfektionen der Chlamydiose werden sexuell übertragen.

Symptomatik

Trachom und Einschlußkonjunktivitis: Die Erkrankung beginnt als lokale Entzündungsreaktion mit vermehrtem Tränenfluß und Ausfluß von eitrigem Sekret. Im Verlauf mehrerer Monate entsteht eine Keratokonjunktivitis mit Pannusbildung. Es kommt zu narbigen Verletzungen der Kornea, die letztlich zu Erblindung führen.

Unspezifische Urogenitalinfektion: Die Mehrheit der Nichtgonokokkenurethritiden des Mannes sind Folge von Chlamydieninfektionen. Komplikationen sind Epididymitis und Proktitis beim Mann sowie Bartholinitis, Zervizitis, Endometritis und Salpingitis. Das Reiter-Syndrom umfaßt Konjunktivitis, Urethritis (bzw. Zervizitis) und Arthritis und wird inzwischen überwiegend auf Chlamydieninfektionen zurückgeführt.

Lymphogranuloma venereum: Die Krankheit beginnt mit vorübergehenden genitalen Läsionen, die dann von schmerzhaften inguinalen oder perirektalen Lymphknotenschwellungen, Fieber und Leukozytose begleitet werden. Bei unbehandeltem chronischem Verlauf kann es zu Strikturen und Fisteln von Penis, Urethra und Rektum kommen. Auch eine Elephanthiasis infolge von Lymphstauung ist möglich.

Diagnostisches Vorgehen

◆ Abstriche aus den betroffenen Arealen, Urethra, Zervix, Rektum oder Konjunktiva, können untersucht werden:
◆ Bei Konjunktivitis ist die direkte mikroskopische Untersuchung des Kornealabstrichs nach Giemsa-Färbung möglich, jedoch nicht sehr sensibel.
◆ Der Nachweis in speziellen Zellkulturen (MacCoy-Zellen) ist sensibler und auch für die Diagnose der Nichtgonokokkenurethritis sinnvoll, jedoch sehr aufwendig.
◆ Direkter Immunfluoreszenztest und ELISA sind gute Alternativen zur Zellkultur.
◆ Serologische Untersuchungen sind lediglich bei der Diagnose der kindlichen Pneumonie sinnvoll.

Differentialdiagnose (Tab. 3.**44**)

Tabelle 3.**44** Differentialdiagnose der Chlamydieninfektion

Krankheiten	Bedeutung	Kommentar
Trachom und Konjunktivitis		
Denguevirus	+	Epidemiologie, meist nur vorübergehende Erblindung
Herpes simplex, Herpes zoster, Masern, Röteln	+++	Serologie und Klinik
Chlamydienurethritis und Lymphogranuloma venereum		
Gonorrhö	+++	eventuell allein durch Ausschlußdiagnose der Gonorrhö
Lues	++	Serologie

Therapie

◆ In den meisten Fällen genügt eine 7tägige Therapie mit Doxycy-clin oder Tetracyclin.
◆ Für Lymphogranuloma venereum und andere Komplikationen wird eine 2wöchige Behandlung empfohlen.
◆ Partnerbehandlung ist unbedingt erforderlich!
◆ Verschiedene Methoden der Entropieoperation an den Augen-lidern können eine Erblindung verhindern.

Prognose

◆ Die einfachen Urogenitalinfektionen haben bei rechtzeitiger The-rapie eine gute Prognose, sofern Neuinfektionen vermieden wer-den.
◆ Bezüglich des Trachoms kann durch rechtzeitige chirurgische und medikamentöse Therapie eine Erblindung abgewendet wer-den. Ist diese jedoch erfolgt, bleibt sie meist irreversibel.

Prophylaxe

◆ Verbesserte Allgemeinhygiene, ausreichende Wasserversorgung sowie Bekämpfung von Fliegen hat vielerorts die Trachompräva-lenz gesenkt. Eine Impfung steht nicht zur Verfügung.
◆ Bezüglich der unspezifischen Urogenitalinfektionen und des Lymphogranuloma venereum gelten die allgemeinen Präven-tionsmaßnahmen für sexuell übertragene Krankheiten.

Syphilis

Definition

Syphilis wird durch Spirochäten, *Treponema pallidum,* verursacht und ist kli-nisch durch einen dreistufigen Krankheitsverlauf gekennzeichnet, der mit ei-ner schmerzlosen Primärläsion beginnt, in eine Haut- und Schleimhauter-krankung übergeht und letztlich mit Gewebszerfall verschiedenster Organe endet.

Syn.: Lues   *engl.:* Syphilis

Epidemiologie

◆ Lues wird fast ausschließlich sexuell übertragen. Infektionen durch einfachen Kontakt oder durch Blutspenden sowie intrauterine Infektionen wurden auch beschrieben.

◆ Während in Europa und in den USA die Inzidenz in den letzten Jahrzehnten abnahm, stehen konkrete Zahlen für die Tropen nicht zur Verfügung. In einigen afrikanischen Ländern wird Lues häufiger diagnostiziert als Gonorrhö.

Ätiopathogenese und Pathophysiologie

Treponemen sind spiralig gekrümmte Spirochäten, die nur mit Hilfe der Dunkelfeldtechnik im Lichtmikroskop sichtbar sind. Sie vermehren sich nur sehr langsam (Generationszeit etwa 30 Stunden), was einerseits die Anzüchtung in Nährmedien erschwert und andererseits den klinischen Verlauf erklärt. Die Erreger dringen beim Sexualkontakt auch durch intakte Haut ein und infiltrieren nach einer Inkubationszeit von 2–4 Wochen das Gewebe. Nur eine geringe Anzahl Treponemen ist notwendig, um eine Infektion auszulösen. Die vom Wirt gebildeten Antikörper vermögen den weiteren Krankheitsverlauf nicht nachhaltig zu beenden. Unbehandelt verläuft die Krankheit in drei Stadien, die im folgenden beschrieben werden.

Symptomatik

Primärstadium: An der Inokulationsstelle bilden sich ein schmerzloser indurierter Schanker sowie eine Lymphadenitis. Mehrfache Läsionen sind ungewöhnlich. Nach mehreren Wochen bildet sich dieser Primäraffekt spontan zurück.

Sekundärstadium: Infolge einer Generalisation treten vielfältige, nicht juckende Hautefloreszenzen u. a. an Handinnenflächen und Fußsohlen auf. An feuchten Körperstellen (z. B. Axilla) können sich Kondylome bilden. Auch Schleimhäute können betroffen sein, und die Hauterscheinungen können von systemischen Symptomen begleitet sein wie Fieber, Übelkeit, generalisierte Lymphadenopathie, Nephritis etc. Dieses Stadium kann mit monatelangen symptomfreien Intervallen über Jahre fortbestehen und ist hochkontagiös.

Tertiärstadium: Nach einem latenten Stadium ohne klinische Symptomatik, das unterschiedlich lange, meist jedoch weniger als 15 Jahre anhält, tritt das Tertiärstadium ein, das durch die Bildung von Gummen charakterisiert ist. Diese stellen entzündliche, scharf umrandete, jedoch schmerzlose Ulzera der Haut und Schleimhaut dar. Im späteren Verlauf treten auf: kardiovaskuläre Erkrankungen wie Aortitis oder Koronarverschluß; Neurolues, meist durch Erkrankung der Meningealgefäße sowie Tabes dorsalis, eine Degeneration der Hinterstränge des Rückenmarks mit generalisierter Paralyse. Dieses Stadium scheint in den Tropen wegen bestehender Kreuzimmunität mit anderen Treponematosen (Frambösie) seltener aufzutreten.

Lues connata (kongenitale Syphilis): Wenn während der Schwangerschaft bei der Mutter das Primär- oder Tertiärstadium auftritt, besteht ein hohes Risiko für perinatale Mortalität. Ein großer Anteil überlebender Säuglinge erkranken kurz nach oder erst 3–4 Monate nach der Geburt mit Symptomen, die der Lues im Sekundärstadium ähneln, der *Hutchinson-Trias:* Tonnenzähne, Keratitis parenchymatosa und Labyrinthschwerhörigkeit. Typisch ist darüber hinaus eine Periostitis der langen Knochen. Später Eintritt der Lues connata im Jugendlichen- oder Erwachsenenalter ähnelt dem Bild des Tertiärstadiums.

Diagnostisches Vorgehen

- ◆ Im Stadium I und II lassen sich die Treponemen mit Hilfe des Dunkelfeldmikroskops im Wundsekret nachweisen.
- ◆ Lymphknotenbiopsien.
- ◆ Serologischer Nachweis unter kombinierter Anwendung dreier serologischer Verfahren: dem Treponema-pallidum-Hämagglutinationstest (TPHA), dem Fluoreszenz-Treponemen-Antikörper-Absorptionstest (FTA-Abs-Test) und dem Treponema-pallidum-Immobilisationstest (TPI-Test). Bei positivem Ausfall erfolgt zur Kontrolle des Therapieerfolges der quantitative VDRL-Test (Veneral Disease Research Laboratory).

Differentialdiagnose (Tab. 3.**45**)

Tabelle 3.**45** Differentialdiagnose der Syphilis

Krankheiten	Bedeutung	Kommentar
Primärstadium		
Ulcus molle	+++	in Endemieregionen von Ulcus molle klinisch kaum unterscheidbar
Granuloma inguinale	++	Erregernachweis
Lymphogranuloma venereum	++	

Tabelle 3.**45** (Fortsetzung)

Krankheiten	Bedeutung	Kommentar
Sekundärstadium		
diverse entzündliche Hauteffloreszenzen	+++	bei nichtjuckenden Efflores- zenzen an Handfläche und Fußsohle in Endemieregionen
frühe Lues connata		
Herpes-simplex-Infektion	++	Serologie

Therapie

◆ Penicillin G ist weiterhin gut wirksam, sofern ausreichende Wirk- spiegel für über 10 Tage erreicht werden: Penicillin i. m. 1,2 Mio. IE täglich über 10 – 15 Tage.
◆ Lues connata: Penicillin i. m. 50 000 IE/kg KG täglich über 10 Tage. Mutter und Sexualpartner müssen ebenfalls behandelt werden.
◆ Therapie war erfolgreich, wenn der VDRL-Test negativ wird.

Prognose

◆ Bei rechtzeitiger Therapie vor Eintritt des Tertiärstadiums ist die Prognose gut.
◆ Lues connata unmittelbar nach der Geburt hat eine sehr schlechte Prognose, während bei postnatalem Eintritt der Erkrankung die Prognose besser ist.

Prophylaxe

◆ Übliche Prävention sexuell übertragener Erkrankungen,
◆ Screening bei Schwangerschaft und ggf. sofortige Behandlung zur Verhinderung einer kongenitalen Syphilis.

Praxistip

Bei nicht juckenden Hautefloreszenzen stets auch an Lues denken.

Granuloma inguinale

Definition

Schmerzlose Ulzeration im Genital- und Perianalbereich, die durch *Calymmatobacterium granulomatis* verursacht wird.

Syn.: Donovanose   *engl.:* donovanosis, granuloma inguinale

Epidemiologie

- Endemisches Vorkommen in den Tropen, vor allem in Papua-Neuguinea, Südindien und Südafrika,
- Erkrankungsverhältnis m:f = 10 : 1.

Ätiopathogenese und Pathophysiologie

Die Klassifizierung des Erregers, *Calymmatobacterium granulomatis,* ist noch nicht erfolgt. Die verkapselten, unbeweglichen Bakterien werden sexuell übertragen. Unter Giemsa-Färbung stellen sich die Donvan-Körper als runde Bakterien in hellen Vakuolen großer mononukleärer Zellen dar. Die Inkubationszeit beträgt 1 – 12 Wochen. Die Erkrankung beginnt mit einer Papel, die sich in ein Ulkus mit unregelmäßigem Rand und mit sauberem granuliertem Wundgrund umwandelt.

Symptomatik

Die oben beschriebenen Ulzera sind typischerweise schmerzfrei. Sie können durch Autoinokulation oder per continuitatem benachbarte Hautareale betreffen. Sekundärinfektionen mit anaeroben Bakterien führen eventuell zu Schmerzen und zu übelriechendem eitrigem Exsudat. Weitere seltene Komplikationen sind tiefe Ulzerationen und Vernarbungen, Lymphödem und tumorartige Wucherung. Disseminierte Infektionen sind vor allem bei Schwangerschaft beschrieben worden.

Diagnostisches Vorgehen

Zangenbiopsie vom granulierten Wundrand zur Erzeugung eines Quetschpräparates mit Giemsa-Färbung.

Differentialdiagnose (Tab. 3.46)

Tabelle 3.**46** Differentialdiagnose des Granuloma inguinale

Krankheiten	Kommentar
Syphilis	Bei Condylomata lata, die durch adäquate Penicillintherapie nicht erfolgreich behandelt werden können, besteht der dringende Verdacht auf ein Granuloma inguinale
Lymphogranuloma venereum	Abstrich und Erregernachweis
Tumoren	Daran denken! spezifische Diagnostik mit Giemsa-Färbung

Therapie

Cotrimoxazol (Trimethoprim-Sulfamethoxazol 160/800 mg) 2mal täglich bis zur Abheilung der Läsionen. Alternativ Erythromycin 500 mg 4mal täglich.

Prognose

◆ Lokale Gewebszerstörung und Sekundärinfektionen können zu massiven Komplikationen bis hin zum Tod führen.
◆ Da die Erkrankung diagnostisch leicht verkannt wird, sind chronische Verläufe nicht selten.

Ulcus molle

Definition

Infektion mit *Haemophilus ducreyi,* die schmerzhafte Ulzerationen der Genitalorgane verursacht.

Syn.: weicher Schanker   *engl.:* chancroid ulcers

Epidemiologie

◆ Das Ulcus molle ist im Prinzip weltweit verbreitet, kommt jedoch vornehmlich in den Tropen vor. Es ist die häufigste Ursache von Genitalulzera in Afrika.
◆ Männer sind weit häufiger betroffen als Frauen.
◆ In Afrika gilt der weiche Schanker als Kofaktor für HIV-Infektionen.

Ätiopathogenese und Pathophysiologie

Haemophilus-ducreyi-Bakterien sind gramnegative Stäbchen, die nur in speziellen Nährmedien gezüchtet werden können. 4–7 Tage nach Infektion bildet sich eine lokale Entzündung, auf dessen Boden sich eine Papel bildet. Diese rupturiert nach einigen Tagen, und es entsteht ein scharf umrandetes, schmerzhaftes, leicht blutendes Ulkus.

Symptomatik

Die oben erwähnten Ulzera treten beim Mann meist am distalen Präputium und am Frenulum auf, bei Frauen am Eingang der Vagina. In der Hälfte der Fälle entsteht zusätzlich eine schmerzhafte, meist einseitige Lymphadenopathie. Diese „Bubonen" können ihrerseits ulzerieren. Bei Frauen ist die Infektion meist asymptomatisch.

Diagnostisches Vorgehen

- ◆ Abstriche sollten am Ulkusgrund entnommen und unmittelbar in speziell angereicherte Nährmedien inokuliert werden.
- ◆ Serologische Methoden stehen noch nicht zur Verfügung.

Differentialdiagnose (Tab. 3.**47**)

Tabelle 3.**47**   Differentialdiagnose des Ulcus molle

Krankheiten	Bedeutung	Kommentar
Syphilis	+++	Wundabstrich und Zellkultur
Lymphogranuloma venereum	++	
Herpes simplex	++	Serologie
Granuloma inguinale	+	schmerzfreie Läsionen, Abstrich

Therapie

Erythromycin oral 500 mg 4mal/Tag über 7 Tage. Alternativ Ciprofloxacin 500 mg/Tag über 3 Tage. Die Läsion sollte regelmäßig gewaschen und trocken gehalten werden.

Prognose

- ◆ Die Erkrankung spricht gut auf antibiotische Therapie an.
- ◆ Partnerbehandlung ist unbedingt notwendig.

Perkutan erworbene Infektionen (Tab. 3.**48**)

Tabelle 3.**48**   Systematische Übersicht perkutan erworbener Infektionen

Helminthen	Endoparasitosen
Nematoden (Hakenwurmerkrankung u. a.)	Myiasis
	Tungiasis
Trematoden (Schistosomiasis)	Akariasis
	Larva-migrans-cutanea-Infektion u. a.

Helmintheninfektionen

___ *Definition* _____

Perkutan erworbene Helmintheninfektionen (Tab. 3.**49**) erfolgen mittelbar durch Kontamination der Umgebung mit menschlichen Ausscheidungen. Im Falle der Hakenwürmer und anderer Nematoden entwickeln sich aus den mit Fäzes ausgeschiedenen Eiern Infektionslarven. Im Fall der Schistosomenarten werden embryonierte Eier durch Urin (Blasenbilharziose) oder durch Stuhl (Darmbilharziose) im Wasser abgesetzt, die über Schnecken als Zwischenwirte sich zu perkutan penetrierenden Larvenstadien entwickeln. Auch die durch Stich von Insekten übertragenen Filarien (Tab. 3.**19**) gehören strenggenommen zu den perkutan übertragenen Helminthen. Während Bilharziose bei europäischen Reisenden häufiger auftritt, sind die übrigen perkutan erworbenen Nematodeninfektionen vergleichsweise selten.

Syn.: Wurminfektion   *engl.:* helminthiasis

Nematodiasen

Hakenwurminfektionen sind in feuchtwarmen Tropenzonen eine wichtige Ursache von Anämien. Eine individuelle Therapie, z. B. mit Mebendazol, hat ohne Verbesserung der sanitären und allgemeinen Lebensbedingungen keinen epidemiologischen Effekt (Tab. 3.**48**).

Strongyloidesinfektionen können wegen ihrer Tendenz zur Endoautoinfektion durch infektionstüchtige Larven zu einem lebensbedrohlichen Circulus vitiosus vor allem bei Immunsuppression oder in der Schwangerschaft führen. Therapie mit Albendazol oder Mebendazol (Tab. 3.**48**).

Tabelle 3.**49** Perkutan eindringende Nematoden

Parasit	Adulter Wurm, Länge	Lokalisation im Endwirt	Eiausscheidung Infektionsmodus	Entwicklung im Endwirt	Präpatenz- zeit	Klinisches Bild	Therapie	Geographische Verbreitung
Ancylostoma duodenale (Hakenwurm)	m: 8 – 11 mm f: 10 – 13 mm	Dünndarm des Menschen (Blutsauger in Darmmukosa) (nur als Adulte unterscheidbar)	Eiausscheidung im Stuhl, Entwicklung durch 3 Larvenstadien im Erdboden, Eindringen der Larve perkutan Eier von *A. duodenale* und *N. americanus* nicht unterscheidbar	Haut, Blutkreislauf, Herz-Lungen-Passage, Bronchus, Pharynx, Dünndarm → Entwicklung zum adulten Wurm	4 – 5 Wochen	bei massivem Befall Eisenmangelanämie, retardierte Entwicklung bei Kindern zusammen mit Mangelernährung, Siechtum	Mebendazol Pyrantel Bephenium (Alcopar)	in allen Zonen innerhalb der 18°-C-Isotherme bei günstiger Bodenfeuchte, z. B. auch Berg- und Tunnelbau in gemäßigten Zonen
Necator americanus (Hakenwurm)	1 – 2 mm, kleiner als *A. duodenale*							
Ancylostoma brasiliense u.a.	s. S. 136							
Strongyloides stercoralis	2 mm	Dünndarm	Eiablage in der Darmmukosa Larven im Stuhl, freilebende Larven → perkutane Infektion, Auto- u. Autoendoinfektion	wie bei Hakenwurm	17 Tage	abdominelle Beschwerden, bei massivem Befall: Malabsorptionssyndrom u. a. bei Retroinfektion: perianale Larva migrans	Albendazol Mebendazol	wie bei Hakenwurm

▬ Trematodiasen: Schistosomiasis

—— *Definition* ——————————————————

Parasitischer Befall mit jeglicher Spezies von fünf humanpathologischen Saugwürmern (Trematoden) der Gattung Schistosoma (= Pärchenegel: *S. haematobium, S. mansoni, S. intercalatum, S. japonicum, S. mekongi*), eine der wichtigsten tropischen Parasitosen, von der weltweit $1/4$ Milliarde Menschen befallen ist. Nach der bevorzugten Lokalisation der Adultwürmer in urogenitalen oder mesenterialen Venenkomplexen unterscheidet man eine urogenitale von einer intestinalen, vom klinischen Bild her darüber hinaus noch eine dermale und eine hepatolienale Schistosomiasis. Die Schistosomiasis ist auch unter Tropenreisenden relativ häufig im Vergleich zu den übrigen Wurmerkrankungen.

Syn.: Bilharziose   *engl.:* schistosomiasis, Bilharziasis

Epidemiologie

◆ Die Schistosomiasis ist an tropische Zonen mit stehenden oder langsam fließenden Gewässern gebunden.

◆ Dammbauten, Bewässerungsanlagen, Ausdehnung der Landwirtschaft und Bevölkerungszunahme in diesen Gebieten führen zur ständigen Ausdehnung der Schistosomiasisherde.

◆ In Afrika gibt es ausgedehnte Herde von *S. mansoni* und *S. haematobium,* auch auf Madagaskar und der arabischen Halbinsel; *S. intercalatum* herdförmig in Zentralafrika.

◆ In Süd- und Mittelamerika kommt nur *S. mansoni* vor.

◆ Asien: *S. japonicum* in China, Philippinen (Leyte, Mindanao); *S. mekongi* in Laos, Kambodscha, Thailand, am Unterlauf des Mekong.

Ätiopathogenese und Pathophysiologie

Erreger: Mehrere Arten der Gattung *Schistosoma,* getrenntgeschlechtliche Trematoden (Saugwürmer, Pärchenleberegel), die in den mesenterialen und portalen Venenplexus des Endwirts leben. Drei Gruppen von Schistosomen kommen beim Menschen vor: der *Schistosoma-haematobium*-Komplex *(S. haeamatobium, S. bovis, S. mattheei, S. intercalatum),* die Erreger der Blasen- (Urogenital-)Bilharziose; der *Schistosoma-mansoni*-Komplex *(S. mansoni, S. rodhaini),* die Erreger der Darm- und Leberbilharziose; die *Schistosoma-japonicum*-Gruppe *(S. japonicum, S. mekongi),* die Erreger der fernöstlichen Darm- und Leberbilharziose.

Zwischenwirte sind verschiedene erregerspezifische Süßwasserschnecken der Gattungen *Bulinus (S. haematobium), Biomphalaria (S. mansoni)* und *Oncomelania (S. japonicum).*

Gelangen die Eier mit Urin bzw. Stuhl in Süßwasser, schlüpfen aus ihnen Larven (Mirazidien) die in für jede Schistosomenart spezifische Schnecken eindringen, sich dort weiterentwickeln und diese als infektiöse Zerkarien (Gabelschwanzlarven) wieder verlassen. Diese müssen innerhalb von 36 Stunden die Haut eines Menschen im Wasser penetrieren, um sich dort zu geschlechtsreifen Schistosomen entwickeln zu können.

Die verschiedenen Entwicklungsstadien und vor allem die unterschiedliche Menge der abgelegten Eier bestimmen die Pathologie im Endwirt. *S. japonicum* legt pro Tag und weiblichem Wurm 1500–3000 Eier ab, *S. haematobium* 500–1000 und *S. mansoni* 250–500 Eier.

Wanderungsphase: Zerkariendermatitis infolge Zerkarienpenetration der Haut, Erythem, Pruritus, makulapapulöses Exanthem, flüchtig oder bei massiver Invasion. Zerkarien von nicht humanpathogenen Schistosomen in gemäßigten Zonen (Europa und USA) führen infolge des Absterbens der Schistosomulae in der Haut des Fehlwirts ebenfalls zu Zerkariendermatitis (Badedermatitis).

Pulmonales Stadium: Nach Abwerfen des Gabelschwanzes wandern die Zerkarien (Schistosomulae) über Blut- und Lymphsystem in die Lunge. Bei massiver Infektion kommt es zur Eosinophilie, einer entzündlichen Pneumonitis mit hämorrhagischem Sputum, oder gar zu einem angioneurotischen Syndrom.

Hepatisches Stadium: Schistosomulae erreichen das hepatische Pfortadersystem, reifen zu Adultwürmern heran und legen die Eier in den tiefer gelegenen mesenterialen und vesikalen portalen Venen ab. Die Wirtsreaktion ist gering, da Adultwürmer durch ihr immunologisches Mimikry toleriert werden.

Akute Schistosomiasis: Frühestens 4 Wochen (30–90 Tage) nach der Zerkarieninvasion sind die Adulten geschlechtsreif, und das Stadium der Eiablage beginnt, das bis zu 10 Jahre lang fortbestehen kann und zu einer zunehmenden Überschwemmung des Wirts mit Eiern führt. Hierbei treten mehr oder weniger heftige Allgemeinreaktionen, Fieber, Kopf- und Gliederschmerzen bis hin zu schweren allergischen Reaktionen auf (Katayama-Syndrom). Zirkulierendes Antigen führt zu deutlichem Antikörperanstieg. Die Eier werden in den Venolen der Pfortader- und Mesenterialvenen und des Plexus venosus rectalis oder vesicalis je nach Schistosomenspezies abgelegt und wandern aktiv, mit Hilfe des Dorns und enzymatischer Aktivität durch das Gewebe in Richtung auf die Hohlorgane, durch die sie ausgeschieden werden. Auf ihrem Weg kommt es zu charakteristischen Gewebsreaktionen und granulomatösen Veränderungen. Im Falle der Abschwemmung in die Leber wird der Entwicklungszyklus des Parasiten unterbrochen (Tab. 3.**50**).

Tabelle 3.**50** Ätiopathogenese, Symptomatik, Diagnose und Therapie der einzelnen Formen der Schistosomiasis

Krankheit	Urogenitale Schistosomiasis	Intestinale Schistosomiasis	Hepatolienale Schistosomiasis
Erreger	*S. haematobium*	*S. mansoni, S. intercalatum, S. japonicum, S. mekongi*	*S. japonicum, S. mansoni*
Ätiopathogenese	muköse u. submuköse Eigranulome der Ureter- u. Blasenwand, hämorrhagische, fibröse, polypöse Reaktionen, Obstruktion der Harnwege, Blasenkarzinom	muköse und submuköse Eigranulome im Dünndarm, Polypose im Kolon	Massenhafte Eigranulome in der Leber führen zu Hepatomegalie, Leberfibrose → zirrhose, portalem Hochdruck und seinen Folgen
Symptomatik	Mikro → Makrohämaturie, Hydronephrose schon in jungen Jahren	Darmblutung, Malabsorptionssyndrom, Durchfall	Hepato- und Splenomegalie, Ösophagusvarizen, Aszites schon in jungen Jahren
Diagnostisches Vorgehen	Einachweis im Urin, Sediment oder 24-h-Urin, Serologie	Einachweis im Stuhl (Anreicherungsverfahren), Serologie – Eosinophilie	Leberzirrhose und portaler Hochdruck anderer Ursachen Serologie –
Differentialdiagnose	Urogenitaltuberkulose oder -tumoren	Kolitis anderer Ursachen	Leberzirrhose und portaler Hochdruck anderer Ursachen
Therapie	Mittel der Wahl gegen Schistosomiasis ist derzeit Praziquantel (Biltricide, Cesol): 1 × 40 mg/kg KG 2 × 20 mg/kg KG an einem Tag 3 × 20 mg/kg KG an einem Tag Unerwünschte Nebenwirkungen: gering, Oberbauchbeschwerden, Nausea, Durchfall. In akuter Phase evtl. Verstärkung der Reaktion auf Schistosomenantigen (evtl. Corticosteroide, Antihistaminika). Andere Autoren geben höhere Dosen an. Kontraindikation: nicht während Schwangerschaft therapieren		
Prognose	Sehr gut. Obwohl Praziquantel keine Wirkung auf Schistosomeneier hat, bilden sich Gewebsfibrosen auffallend gut zurück		

Symptomatik

Die Symptomatik besteht hauptsächlich in der oben beschriebenen Wirtsreaktion auf die Parasiteninvasion und -entwicklung.

Je nach hauptsächlicher Lokalisation der Gewebsreaktionen auf die mehr oder weniger massive und langanhaltende Eiablage und -wanderung unterscheidet man urogenitale, intestinale und hepatolienale Symptomatik. Schistosomeneier können jedoch auch andere Organe befallen (insbesondere ZNS, Lunge und Herzmuskel) (Tab. 3.**50**).

Prophylaxe

- Individuell: Expositionsprophylaxe, Vermeidung von auch nur flüchtigem Kontakt mit kontaminiertem Süßwasser, Seen, Bächen, Flüssen und Bewässerungssystemen in den Tropen (inkl. Trinken, Waschen).
- Wasser ist nach dreitägigem Stehen, Chlorieren, Filtern oder Erhitzen nicht mehr infektiös.
- Intermittierende Massenbehandlung bei gleichzeitiger Schneckenbekämpfung und Gewässersanierung hatte bisher wenig Langzeiteffekt.

Praxistip

Bei Topenreisenden, die beruflich in Endemiegebieten tätig waren, oder bei „Abenteuerreisenden" werden nicht selten Schistosomeninfektionen beobachtet. Ein erhöhter Antikörpertiter ist bei diesen von großem Wert und rechtfertigt eine Therapie, weil bei relativ schwachem Befall der Einachweis oft nicht gelingt und u. U. sehr zeitaufwendig ist.

Endoparasitosen der Haut

Endoparasitosen werden durch Parasiten verursacht, die für einige Zeit in der Haut leben und dort einen Teil ihrer Entwicklung durchlaufen. Die wichtigsten sind in Tab. 3.**51** dargestellt.

Kurzfristig die Haut irritierende, beißende oder stechende Arthropoden, wie Mücken, Stechfliegen, Läuse, Flöhe, Wanzen, Zecken und Milben, werden als *Ektoparasiten* bezeichnet und haben, unabhängig davon, ob sie Krankheitsüberträger sind (Tab. 3.**2**), unterschiedlichen Krankheitswert, meist in Form allergischer Hautreaktionen, Urtikaria oder Impetigo.

Tabelle 3.**51** Endoparasiten der Haut

Bezeichnung	Tungiasis	Akariasis	Myiasis	Larva migrans cutanea
Synonym englisch	Sandfloh jigger flea	Krätze scabies	Fleischmade maggot	Hautmaulwurf creeping eruption
Erreger	*Tunga penetrans* (Flohspezies)	*Sarcoptes scabiei* (Krätzmilbe)	div. *Diptera* („Fleischfliegen"-Maden)	*Ankylostoma brasiliense* (Hundehakenwurm) und andere Nematodenlarven
Epidemiologie	Tropen u. Subtropen auf sandigen Böden, Schweinehaltung	weltweit, unter schlechten Bedingungen persönlicher Hygiene, Wassermangel	in warmen Ländern fokal, unter schlechten Lebensbedingungen, Abenteuertouristen	in warmen Zonen weltweit, hunde- und katzenkotverschmutzte Badestrände
Ätiopathogenese	natürlicher Wirt: Schwein Floh (1 mm) bohrt sich in Haut, unter Nägel der Füße und Hände, wächst 1 cm, entläßt Eier und stirbt ab	Mensch zu Mensch (Mutter – Kind – Mutter, Sexualkontakt) Milben bohren sich in die Haut, graben Gänge und legen Eier	*primäre Myiasis*: Fliegenlarve penetriert intakte Haut *sekundäre Myiasis*: Larve wird in Wunden abgelegt Die verschiedenen Fliegen sind auf Körperzonen spezialisiert	Mensch akzidenteller Fehlwirt Hautpenetrierende Larven wandern im kutanen u. subkutanen Gewebe über Tage u. Wochen
Symptomatik	schmerzhafte Schwellung meist unter Zehennagel, Sekundärinfektion, Tetanus	juckende Dermatose, Sekundärinfektionen Hände, Handgelenke oder jede Körperregion	Haut, Körperöffnungen, Ohr, Nase, Auge, Vagina etc. können furunkelartig befallen sein (Farbtafel 2, Abb. **3**)	Entzündliche Wegstrecke kann verfolgt werden (Farbtafel 2, Abb. **4**) Juckreiz, Kratzeffekte

Tabelle **3.51** (Fortsetzung)

Bezeichnung	Tungiasis	Akariasis	Myiasis	Larva migrans cutanea
Diagnose	klinisch	Kratzeffekte, typische intrakutane Gänge, u. U. Ekzematisierung, u. U. massiver Befall	klinisch, typisches Aussehen der reiskorngroßen Larven (entomologische DD)	Erscheinungsbild, keine Biopsie meist Füße, Hände (Strongyloides perianal)
Differentialdiagnose	Panaritium	andere ekzematöse Dermatosen, Psoriasis, Urtikaria	Abszesse anderer Ursachen	Impetigo, Tinea (Ringwurm), Skabies, Urtikaria
Therapie	Entfernung des Flohs, Desinfektion	Benzylbenzoat-Emulsion, Behandlung der sekundären Dermatitis, Familienbehandlung	Entfernung oft schwierig, Ersticken der Larve durch Abkleben, Wundtoilette	15%ige Thiabendazolcreme Lokales „Vereisen" schädigt die Haut mehr als die Parasiten
Prophylaxe	Tragen geschlossener Schuhe	Wasser und Seife	Körperhygiene, Wundtoilette	saubere Badestrände, Kinderspielplätze, Entwurmung von Haustieren
Praxistip	Bei Tropentouristen relativ häufige tropische Dermatosen, leicht zu diagnostizieren, wenn an die Möglichkeit gedacht wird			

Kontaktinfektionen (Tab. 3.52)

Tabelle 3.**52** Systematische Übersicht der durch Kontaktinfektionen übertragenen Erkrankungen

Bakterien	Protozoen

bakterielle Meningitis
Tuberkulose
Lepra
Shigellose
Chlamydien
Treponematosen
  (Frambösie, endemische Syphilis, Pinta)
	Amöbenenzephalitis
	  (Naegleria, Acanthamoeba)

Bakterielle Kontaktinfektionen

▬ Bakterielle Meningitis

Definition

Die bakterielle Meningitis wird im wesentlichen durch *Neisseria meningitidis, Streptococcus pneumoniae* und *Haemophilus influenzae* verursacht.

Syn.: Hirnhautentzündung   *engl.* bacterial meningitis

Epidemiologie

- Alle drei Erreger werden über Tröpfcheninfektion verbreitet. Enge Wohnverhältnisse und große Menschenmengen erhöhen das Infektionsrisiko.
- Während die Meningitis durch Pneumokokken und durch *Haemophilus influenzae* weitgehend endemisch vorkommt, verursacht die Meningokokkenmeningitis häufig massive Epidemien.
- Ein Meningokokkenstamm der Gruppe A, der von China über Indien nach Saudiarabien gelangte, verursachte 1987 eine massive Epidemie unter Mekkapilgern, die ihrerseits in ihren Heimatländern zahlreiche Epidemien auslösten.
- Herausragend ist seitdem erneut die hohe Inzidenz im Meningitisgürtel Afrikas, der von Mali, Burkina Faso horizontal bis nach Äthiopien, Sudan, Südägypten und Nordtansania reicht. Dort treten Epidemien mit Inzidenzen von über 400/100 000 im Jahr auf.
- Im südlichen Südamerika sind Meningitiden durch Meningokokken der Gruppe B endemisch.

◆ In gemäßigten Klimazonen treten Meningitiden gehäuft im Frühjahr und im Herbst auf, in Afrika südlich der Sahara vor allem während der Trockenzeit.

Ätiopathogenese und Pathophysiologie

Neisseria meningitidis: kleine unbewegliche, gramnegative Diplokokken. Es sind neun verschiedene Serovare bekannt, von denen die Gruppen A, B und C für die meisten Erkrankungen verantwortlich sind.
Haemophilus influenzae: pleomorphe gramnegative Kokken. Sie treten gehäuft bei Kindern auf.
Streptococcus pneumoniae: grampositive ovale Kokken, die ein Exotoxin (Pneumolysin) bilden.
Die Bakterien besiedeln die Pia mater und lösen eine Entzündungsreaktion der Meningen aus. Verschiedene bakterieneigene Bestandteile stimulieren die Sekretion von Tumornekrosefaktor, Interleukinen etc., potenzieren so die Entzündungreaktion und stören die Blut-Liquor-Schranke. Es kommt dann zu zerebraler Vaskulitis, Thrombose und Enzephalitis.

Symptomatik

Plötzlicher Fieberanstieg bei zum Teil schon bestehenden Atemwegsbeschwerden. Typische Meningitissymptome sind Kopfschmerz, Brechreiz, Rückenschmerzen, Nackensteifigkeit, positive Kernig- und Brudzinski-Zeichen. Bei Kindern können diese Symptome fehlen.

Diagnostisches Vorgehen

◆ Lumbalpunktion einschließlich bakterieller Untersuchung des Liquors sollte sofort erfolgen, idealerweise vor Beginn der antibiotischen Therapie.

Differentialdiagnose (Tab. 3.**53**)

Tabelle 3.**53**   Differentialdiagnose der bakteriellen Meningitis

Krankheiten	Bedeutung	Kommentar
Zerebrale Malaria	+++	Hauptdifferentialdiagnose in Endemiegebieten
Typhus	++	Blutkultur
Rückfallfieber	++	
Hirntumoren	+	bildgebende Verfahren wie kraniale Computertomographie oder Magnetresonanztomographie

Therapie

Der Patient sollte umgehend stationär eingewiesen und wenn möglich intensivmedizinisch versorgt werden. Sofortige antibiotische Behandlung unmittelbar nach Liquorentnahme. In den Tropen hat sich Chloramphenicol bewährt. Bei Erwachsenen in Europa empfiehlt sich eine Anbehandlung mit Penicillin G oder mit Cefotaxim, bei Kindern nur Cefotaxim. Bei Kenntnis des Erregers kann dann auf eine gezielte Antibiose umgestellt werden.

Bei *Neisseria meningitidis:* Benzylpenicillin 300 000 IE/kg KG/6 Std. über 7 Tage.

Bei *Streptococcus pneumoniae:* Benzylpenicillin 400 000 IE/kg KG/6 Std. über 10 Tage.

Bei *Haemophilus influenzae:* Chloramphenicol 80 mg/kg KG/Tag zunächst parenteral, später oral über 10 Tage.

Prognose

♦ Trotz antibiotischer Behandlung verlaufen 10 – 30 % der Erkrankungen letal.

♦ Bei 30 – 50 % der erfolgreich behandelten Patienten bleiben irreversible Schäden wie Schwerhörigkeit, Sprachstörungen, Epilepsie, Paresen und Intelligenzdefekte.

Prophylaxe

♦ Chemoprophylaxe für die nähere Umgebung eines Ersterkrankten dient bei Meningokokkenmeningitis einerseits dem Schutz vor Krankheitsausbruch und andererseits der Vermeidung von Trägern, d. h. Menschen, deren Nasen-Rachen-Sekret Meningokokken enthält, ohne daß sie selbst erkrankt sind.

♦ Der seit kurzem zur Verfügung stehende Hib-Impfstoff gegen *Haemophilus influenzae* ist gut verträglich und insbesondere bei Kindern sehr wirksam.

♦ Totimpfstoff gegen Meningokokken der Gruppen A und C (sowie auch W und Y) ist bei Erwachsenen etwa 5, bei Kindern weniger als 1 Jahr wirksam. Er ist bei Reisen in den „Meningitisgürtel Afrikas" insbesondere zur Trockenzeit empfohlen.

♦ Impfungen gegen Pneumokokken werden bislang nur in speziellen Fällen der Immunsuppression (z. B. Splenektomie) gegeben.

■■■■■ **Tuberkulose in den Tropen**

──── *Vorbemerkung* ────────────────────────

Tuberkulose in den Tropen unterscheidet sich in ihrer Pathophysiologie nicht grundsätzlich von der Tuberkulose in Industrieländern. Ganz wesentliche epidemiologische, klinische, diagnostische und therapeutische Besonderheiten ergeben sich vor allem aus den sozioökonomischen Rahmenbedingungen, unter denen Tuberkulose gedeiht, aus der im Zuge der AIDS-Pandemie steigenden Tuberkuloseinzidenz und aus den begrenzten Ressourcen der Gesundheitsdienste. An dieser Stelle sollen lediglich diese Unterschiede skizziert werden. Bezüglich Ätiologie, Pathogenese und Klinik sei daher auf weiterführende Literatur verwiesen.

Syn.: –   *engl.:* tuberculosis

Epidemiologische Besonderheiten

◆ Von den auf 8 Millionen geschätzten jährlichen Neuerkrankungen finden sich etwa 30% in wirtschaftlich benachteiligten Ländern.
◆ Während in den Tropen das Risiko für eine Person, innerhalb eines Jahres mit dem *Mycobacterium tuberculosis* infiziert zu werden, zwischen 1 und 3% liegt, ist das Risiko in Mitteleuropa 100mal geringer.
◆ Im Rahmen der AIDS-Pandemie in Afrika steigt die Tuberkuloseinzidenz.
◆ Jeder Mensch mit unbehandelter offener Tuberkulose infiziert jährlich 10 – 14 andere.
◆ Weltweit sterben jährlich 3 Millionen an Tuberkulose.

Klinische Besonderheiten

◆ Eine Vielzahl der Erkrankten werden weder erkannt noch behandelt. Diejenigen, die ärztliche Hilfe aufsuchen, präsentieren oft weit fortgeschrittene Krankheitsbilder.
◆ 90% der diagnostizierten Tuberkulosen betreffen die Lunge.
◆ Extrapulmonale Formen sind jedoch wegen der großen Zahl der Erkrankungen insgesamt häufig und vielfältig.
◆ Der Anteil extrapulmonaler Formen nimmt bei gleichzeitiger HIV-Infektion und vor allem bei gleichzeitiger AIDS-Erkrankung deutlich zu.
◆ In einigen afrikanischen Ländern haben ein Drittel aller AIDS-Patienten Tuberkulose. 40% der Tuberkulosepatienten sind HIV-positiv.

Diagnostische Besonderheiten

♦ Wichtigstes Diagnostikum ist die Sputumuntersuchung und Ziehl-Neelsen-Färbung zum Nachweis säurefester Stäbchen.

♦ Die Tuberkulintestung hat in den Tropen aufgrund weitverbreiteter BCG-Impfkampagnen und der erhöhten Prävalenz für die individuelle Diagnose noch weniger Bedeutung als in Industrieländern.

♦ Thoraxröntgenuntersuchungen stehen unter den begrenzten Ressourcen oft nicht zur Verfügung.

♦ Die Diagnose muß sich oft auf das klinische Bild beschränken und erfolgt nicht selten ex juvantibus.

♦ Differentialdiagnose anderer Tropenerkrankungen: viszerale Leishmaniase, Paragonismus westermani, Nocardiose, Aktinomykose.

Therapeutische und prophylaktische Besonderheiten

♦ Die Therapie der offenen Tuberkulose ist zugleich Hauptinstrument zur Prävention weiterer Infektionen.

♦ Intensive Kurzzeittherapieschemata (z.B.: 2 Monate Isoniazid, Rifampicin, Pyrazinamid, Streptomycin und 4 Monate Isoniazid, Rifampicin) sind trotz der höheren Kosten pro Therapie effektiver und letztlich auch effizienter als Langzeitschemata.

♦ Aktive Fallsuche.

♦ Die BCG-Impfung ist umstritten, da die Wirksamkeit insgesamt sehr unterschiedlich ist. Im wesentlichen ist sie nur wirksam bei Kindern und schützt diese nicht so sehr vor einer Tuberkuloseerkrankung, sondern vielmehr vor der Entstehung einer Miliartuberkulose.

♦ Die Chemoprophylaxe bei Risikogruppen, z.B. AIDS-Kranken, ist für Entwicklungsländer sehr teuer.

Lepra

Definition

Chronische, verhältnismäßig wenig kontagiöse Infektionskrankheit der Haut und der peripheren Nerven, die zu Anästhesien, trophischen Veränderungen und Verstümmelungen führt, hervorgerufen durch *Mycobacterium leprae,* ein säurefestes Stäbchen.

Syn.: Aussatz   *engl.:* leprosy

Epidemiologie

♦ Jährlich werden etwa 600000 Neuerkrankungen registriert. 7% hiervon haben bereits bleibende Behinderungen. Die Prävalenz lag nach WHO 1985 bei 5, 1996 bei 1 Million.
♦ Früher kam die Lepra in allen Klimazonen vor, heute hauptsächlich in Asien, Afrika und Lateinamerika; gelegentliches Auftreten auch im Mittelmeerraum und in den Südstaaten der USA. Sie ist allgemein stark rückläufig.
♦ Bevorzugte Ausbreitung unter beengten und unhygienischen Wohn- und Lebensverhältnissen.

Ätiopathogenese und Pathophysiologie

♦ Der Übertragungsweg ist nicht vollständig geklärt. Höchstwahrscheinlich erfolgt die Übertragung als Tröpfcheninfektion durch infektiöses Nasensekret.
♦ Die Inkubationszeit beträgt 2–7 und mehr Jahre.
♦ Das Mykobakterium besiedelt die Makrophagen der Haut und insbesondere die Schwann-Zellen der peripheren Nerven. Je nach Immunitätslage kommt es aus einem indeterminierten Vorstadium zu zügelloser Vermehrung der Erreger oder zu heftigen Fremdkörpergranulomreaktionen. Im ersten Fall entwickelt sich das Bild der lepromatösen, im zweiten Fall der tuberkuloiden Lepra. Dazwischen liegt das breite Feld der „Borderline-Lepra". Bei Veränderungen im immunologischen Wechselspiel, z. B. während einer Schwangerschaft, kommt es zur Verschiebung in Richtung lepromatöse Lepra oder zur Leprareaktion, entweder durch Vermehrung oder Verminderung der zellulären Immunantwort (Typ 1) oder durch massive Antigen-Antikörper-Reaktion (Typ 2). Bislang wurde noch keine Assoziation mit HIV festgestellt.

Symptomatik

Tuberkuloide Lepra:

♦ scharf begrenzte, am Rand erhabene, oft hypopigmentierte Hautläsionen mit vermindertem Haarwuchs und Ausfall der Schweißdrüsen.
♦ Verdickung peripherer Nerven mit sensorischen, trophischen und motorischen Ausfällen.

Lepromatöse Lepra:

- kleine, multiple, glänzende, oft symmetrisch angeordnete Läsionen ohne Einfluß auf Sensorik oder Haarwuchs,
- gleichzeitige Beobachtung von Plaques, makulösen, papulösen und nodulösen Läsionen,
- im fortgeschrittenen Stadium auch ödematöse Infiltration, Verdickung der Gesichtshaut und Vertiefung der Stirnfalten (Facies leonina), Verlust der Augenbrauen, Nerventeilung und Muskelschwund mit Lähmungen, trophischen Störungen, Ulzerationen und Verstümmelungen (Lepra mutilans).

Leprareaktionen:

- schmerzhafte erythematöse Hautläsionen,
- Neuritis, Iridozyklitis,
- Erythema nodosum leprosum,
- Ulzeration der Läsionen, Nekrosen,
- obstruktive Vaskulitiden (Lucio-Phänomen).

Diagnostisches Vorgehen

Mindestens einer der folgenden drei Befunde muß positiv sein:

- verdickte Nervenstränge,
- Sensibilitätsverlust im Bereich der Läsion,
- Nachweis von säurefesten Stäbchen aus Gewebesaft (nach Hautinzision), Hautbiopsie oder Nasensekret.

Weitere diagnostische Hinweise:

- Pilocarpintest (Vergleich Läsion und nicht betroffene Haut),
- Histamintest (bei tuberkuloider Läsion erfolgt keine Reaktion).
- Der Lepromintest (intradermale Antigeninjektion) ist zur Diagnostik nicht geeignet.

Praxistip
Patienten suchen erstmals oft wegen Verbrennungen ärztliche Hilfe auf (als Folge mangelnder Schmerzempfindlichkeit).

Differentialdiagnose (Tab. 3.**54**)

Tabelle 3.**54**   Differentialdiagnose der Lepra

Krankheiten	Bedeutung	Kommentar
Hautmykosen	+++	Juckreiz, kein Sensibilitätsausfall
Pigmentstörungen, z. B. bei Onchozerkose, Pinta	+++	kein Sensibilitätsausfall
Granuloma anulare	++	
periphere Neuropathie	+	keine Hautläsionen

▬ **Praxistip**

Differentialdiagnostisch ist stets auf den peripheren Nervenbefall und die Hautläsionen mit Störung der Sensibilität zu achten. ▬

Therapie

Zur Leprabehandlung stehen heute im wesentlichen drei Präparate zur Verfügung, die je nach bakteriologischem Befund (multibazilläre oder pauzibazilläre Lepra) unterschiedlich kombiniert und unterschiedlich lang angewendet werden: MDT (multidrug therapy) mit Rifampicin, Clofazimin, Dapson. Diese Medikamente sind nicht ohne unerwünschte Wirkungen, haben Wechselwirkungen mit anderen Medikamenten und führen auch oft zu unangenehmen Leprareaktionen. Gleichwohl hat sich diese moderne Leprabehandlung seit den 80er Jahren sehr bewährt.

Lepraformen mit nachweisbarem Erreger („multibazillär"):

Dreierkombination (mindestens für 2 Jahre und bis Erregernachweis negativ):

1. Rifampicin 600 mg einmal monatlich.
   Unerwünschte Wirkungen: Übelkeit, Oberbauchbeschwerden, Arzneimittelfieber, Leberschäden,
   Wechselwirkungen: orale Antikoagulantien, orale Antikonzeptiva, Glucocorticoide u. a.,
   Kontraindikationen: 1. Trimenon, Stillzeit, schwere Leberfunktionsstörung.

2. Clofazimin 300 mg einmal monatlich plus 50 mg täglich.
   Unerwünschte Wirkungen: Dunkelfärbung der Haut, Abdominal-
   beschwerden, Diarrhöen,
   Kontraindikation: Schwangerschaft
   (alternativ Clarithromycin 500 mg täglich).
3. Dapson 100 mg täglich.
   Unerwünschte Wirkungen: exfoliative Dermatitis, hämolytische
   Anämie, Methämoglobinämie, insgesamt selten,
   Wechselwirkungen: Antikoagulantien, Antidiabetika u. a.,
   Kontraindikationen: Glucose-6-Phosphatdehydrogenase-Mangel,
   schwere Leberschäden.

Lepraformen ohne nachweisbare Erreger („pauzibazillär"):
Zweierkombination (mindestens für 6 Monate):

1. Rifampicin 600 mg einmal monatlich,
2. Dapson 100 mg täglich.

Therapie der Leprareaktion:
Acetylsalicylsäure und Corticosteroide
beim Erythema nodosum leprosum: Clofazimin 100 mg 3mal täglich
oder Thalidomid 100 mg 3mal täglich.
Unerwünschte Wirkungen Thalidomid: teratogen!!
Kontraindikation: Schwangerschaft.

Prognose

Lepra ist heilbar. Folgeschäden durch Gefühllosigkeit und Lähmungen sind häufig (z. B. Verbrennungen, Fußverletzungen) und bedürfen spezieller Gesundheitserziehung, Rehabilitation und prothetischer
Hilfsmittel.

Prophylaxe

Ein effektiver Impfstoff steht noch nicht zur Verfügung. Wichtig
ist die frühzeitige Diagnose (Untersuchung der Patientenumgebung).

Tropische Treponematosen

Ätiopathogenese und Pathophysiologie

Neben der weltweit verbreiteten venerischen Treponematose Syphilis *(Treponema pallidum)* kommen in den Tropen drei weitere Treponematosen vor, deren Erreger sich morphologisch, immunologisch oder

Tabelle 3.**55** Tropische Treponematosen

Krankheit	Frambösie (Yaws)	Endemische Syphilis (Bejel)	Pinta (Carate)
Erreger	*Treponema pertenue*	*Treponema pallidum*	*Treponema carateum*
Inkubationszeit	3 – 4 Wochen	14 Tage – 3 Monate	7 – 21 Tage
Epidemiologie	feuchtwarme Tropenzonen	aride Zonen Afrikas und des Vorderen Orients	feuchtwarme Zonen Mittel- und Südamerikas
Symptomatik			
Primärläsion	granulomatöse Hautläsion, meist im Gesicht und am Hals	meist unbekannt	psoriasisartige makulopapulöse Effloreszenz mit Hyperkeratose
Sekundärläsion	multiple Sekundärpapeln, Periostitis (sehr schmerzhaft)	multiple Sekundärpapeln im Haut- und Schleimhautgrenzbezirk	chronischer Verlauf ohne Selbstheilungstendenz
Tertiärläsion	Osteitis, Knochendefekte, jedoch ohne ZNS-Beteiligung	wie bei tertiärer Syphilis, Gangosa	Gangosa
Diagnostik	alle Altersgruppen klinisch Syphilisserologie	Kindesalter Dunkelfeldmikroskopie Syphilisserologie	Kindesalter klinisch, Dunkelfeldmikroskopie, Syphilisserologie
Therapie	Procainpenicillin G 1,2 Mill. IE für Erwachsene einmal oder Benzathinpenicillin 600 000 – 1 Mill. IE für Kinder		

kulturell nicht von dem der Syphilis unterscheiden, jedoch klinisch und epidemiologisch klar voneinander zu trennen sind. Es sind Kontaktinfektionen, die in der frühen Kindheit erworben werden. Die Erreger sind an feuchtwarmes Milieu gebunden, was sich darin ausdrückt, daß sie sich entweder in feuchtwarmen Gebieten in der Haut oder in trockenen Gebieten in den Schleimhäuten und angrenzenden Hautpartien ansiedeln. Die Haut-Schleimhaut-Läsionen sind exsudativ mit lymphozytärer, plasmozytärer Infiltration und Makrophagen. Die Dissemination der Erreger erfolgt durch den Blutstrom. Gemeinsam ist ihnen, daß sie, im primären Stadium unbehandelt, sekundäre und tertiäre Läsionen von Haut, Knochen und Knorpel und damit Verstümmelungen verursachen können. Sie sprechen gut auf Penicillin an und sind in weiten Teilen der Tropen stark im Rückgang begriffen (Tab. 3.**55**).

Differentialdiagnose (Tab. 3.**56**)

Tabelle 3.**56** Differentialdiagnose der tropischen Treponematosen

Krankheiten	Bedeutung	Kommentar
Syphilis	+++	in allen Stadien Differentialdiagnose schwierig, Serologie hilft nicht weiter, mikrobiologische Differenzierung
Leishmaniasen	+++	vor allem dermales Post-Kala-Azar-Leishmanoid, Biopsie
Lepra	++	mikrobiologische Differenzierung
Skabies	+	klinisch und mikrobiologisch differenzieren

Prophylaxe

◆ Allgemeine Körperhygiene, Wasser und Seife.
◆ Hebung des Lebensstandards über das bare Minimum und primäre medizinische Versorgung lassen tropische Dermatosen rasch aus einer Bevölkerung verschwinden, bei Zusammenbruch dieser Minima aber auch wieder zurückkehren (z.B. in Flüchtlingslagern).

Kontaktinfektionen durch Protozoen

■■■ **Primäre Amöben-Meningoenzephalitis (PAM) und -keratitis**

___ *Definition* _____

Seltene, durch frei lebende Amöben der Gattungen *Naegleria* und *Acanthamoeba* hervorgerufene, tödlich verlaufende Krankheit.

Epidemiologie

Sehr vereinzelt bekannt gewordene Infektion, weltweit, im Zusammenhang mit Baden in warmen Süßwasserseen, Kühlwasserteichen, ungepflegten Frei- und Hallenbädern und Quellen mit Wassertemperaturen über 20°C oder durch Einatmen von zystenhaltigem Staub. In Europa bisher nur ganz vereinzelt, in Deutschland noch nicht beschrieben.

Ätiopathogenese und Pathophysiologie

Amöben der Gattung *Naegleria* oder *Acanthamoeba* dringen von der Nase aus über das Riechepithel ins ZNS: purulente Meningoenzephalitis (PAM) oder bei immundefizienten Patienten granulomatöse Amöbenenzephalitis (GAE). Im Bindehautsack des Auges, vor allem bei unhygienischer Kontaktlinsenpflege, kann eine Amöbenkeratitis entstehen. Klinisch stumme Infektionen kommen vor.

Symptomatik

Inkubationszeit 3 – 7 Tage, in 5 – 6 Tagen tödlicher Verlauf, Rachen-Nasenschleimhaut-Entzündung unauffällig. Akutes Bild einer Meningitis. Ulzerierende Keratitis ohne Heilungstendenz.

Diagnostisches Vorgehen

Bei unklaren Ursachen von akuter Meningitis an PAM denken. Purulenter „steriler" Liquor mit vegetativen Amöben, nativ und in Kultur (nicht zu verwechseln mit Makrophagen im Liquor).

Differentialdiagnose

Meningitiden anderer Genese.

Therapie

Amphotericin B, Miconazol.

Prognose

In fast allen klinisch manifesten Fällen infaust.

Prophylaxe

Vermeiden von Baden in unsauberen Gewässern (s. Epidemiologie).

Tollwut und andere Zooanthroponosen

Tollwut

——— *Definition* ———————————————————

Infektion durch das neurotrope Rabiesvirus, das bei voller Ausbildung der Erkrankung zu einer tödlich verlaufenden Enzephalitis führt.

———————————————————————————————

Syn.: Lyssa   *engl.:* rabies

———————————————————————————————

Epidemiologie

- Die Verbreitung ist quasi weltweit. Nur wenige Regionen, meist Inseln, sind ausgenommen (z. B. Australien, Neuseeland, Großbritannien, Irland, Island, Skandinavien, pazifische Inseln).
- Regionen besonders hoher Mortalität sind der indische Subkontinent, Südostasien, Philippinen, Afrika und das tropische Südamerika.
- Die Übertragung auf den Menschen erfolgt in den meisten Ländern im urbanen, periurbanen und ländlichen Bereich durch den Biß erkrankter Hunde. In Europa sind Fuchs, Wolf und Hund das wichtigste Reservoir, in Lateinamerika der Vampir (fliegende Hunde).
- Weltweit werden der WHO über 1000 Rabiestodesfälle gemeldet. Es werden jedoch über 30 000 Todesfälle geschätzt, die meisten in Indien.

Ätiopathogenese und Pathophysiologie

Nach einer Bißverletzung gelangt das Virus vom Speichel des Tieres in das Bindegewebe des Menschen und wandert entlang der peripheren Nervenbahnen in das ZNS. Von dort aus breitet sich das Virus wieder in periphere Organe, vornehmlich in Kornea, Speicheldrüse und Nieren, aus. Hat das Virus das ZNS erst einmal erreicht, ist der Krankheitsverlauf nicht mehr abzuwenden. Es kommt zu einer Enzephalitis mit tödlichem Ausgang.

Symptomatik

Verschiedene Stadien werden beschrieben:

Inkubationsphase: Die Zeitspanne zwischen Biß und Beginn der ersten Symptome kann von 4 Tagen bis 19 Jahren dauern. In 60 % der Fälle bewegt sich die Zeitspanne jedoch zwischen 20 und 90 Tagen. Je näher die Bißwunde am Kopf gelegen ist, desto schneller treten die ersten Symptome ein.

Prodromalstadium: Im Prodromalstadium werden Juckreiz und Parästhesien im Bereich der eigentlichen Bißverletzung wahrgenommen. Diese können jedoch auch ganz fehlen. Weitere unspezifische Symptome sind Übelkeit, Erbrechen, Myalgien, Halsschmerzen, gastrointestinale Beschwerden und Unruhe. Innerhalb einer Woche kommt es dann zum Krankheitsbild der stillen Wut oder der wilden Wut.

Wilde Wut: Eine extreme Hydrophobie löst beim Schluckakt oder später bereits beim Erwähnen von Wasser schmerzhafte Krämpfe in Larynx und Pharynx aus. Auch akustische und optische Reize führen zu massiver Abwehr und Krampfreaktionen. Der Patient erlebt diese Phase bei vollem Bewußtsein. Respiratorische und kardiale Insuffizienz infolge der Krampfneigung führen in einem Drittel der Fälle zum Tod. Dieses Stadium dauert mehrere Tage, selten jedoch länger als eine Woche an.

Stille Wut: Diese Form kann leicht verkannt werden, da die exzitatorischen Krankheitssymptome fehlen. Im Vordergrund stehen eher aufsteigende, schlaffe Lähmungserscheinungen, Harn- und Stuhlverhalten, Atem- und Schluckinsuffizienz. Erst im terminalen Stadium, das nach 1–3 Wochen eintritt, werden hydrophobe Krämpfe beobachtet. Diese Form wird vermehrt bei Infektionen durch Fledermäuse beobachtet.

Diagnostisches Vorgehen

Virusisolierung aus Speichel, Kornealabstrich und Liquor führt aufgrund komplizierter Kulturmethoden in Speziallabors bestenfalls nach einer Woche zu positiven Ergebnissen.
Antigennachweis (Immunfloreszenztest) an Biopsien aus behaarter Nackenhaut hat eine Sensitivität von 60–100%.
Untersuchung von Hirngewebe post mortem.

Allen drei Methoden ist gemeinsam, daß sie erst dann eingesetzt werden können, wenn der Nervenbefall und damit der unausweichlich letale Verlauf der Erkrankung bereits begonnen hat.

Deshalb richtet sich bei Verdacht auf eine Tollwutinfektion die Aufmerksamkeit auf das verdächtige Tier (Abb. 3.**5**). Unprovozierte Angriffe von nichtgeimpften Tieren mit auffälligen Verhaltensweisen sind auf jeden Fall verdächtig. Das Tier sollte eingefangen und beobachtet oder getötet und untersucht werden. Im Zweifelsfall muß eine Postexpositionsprophylaxe durchgeführt werden. Intakte Haut schließt eine Infektion aus!

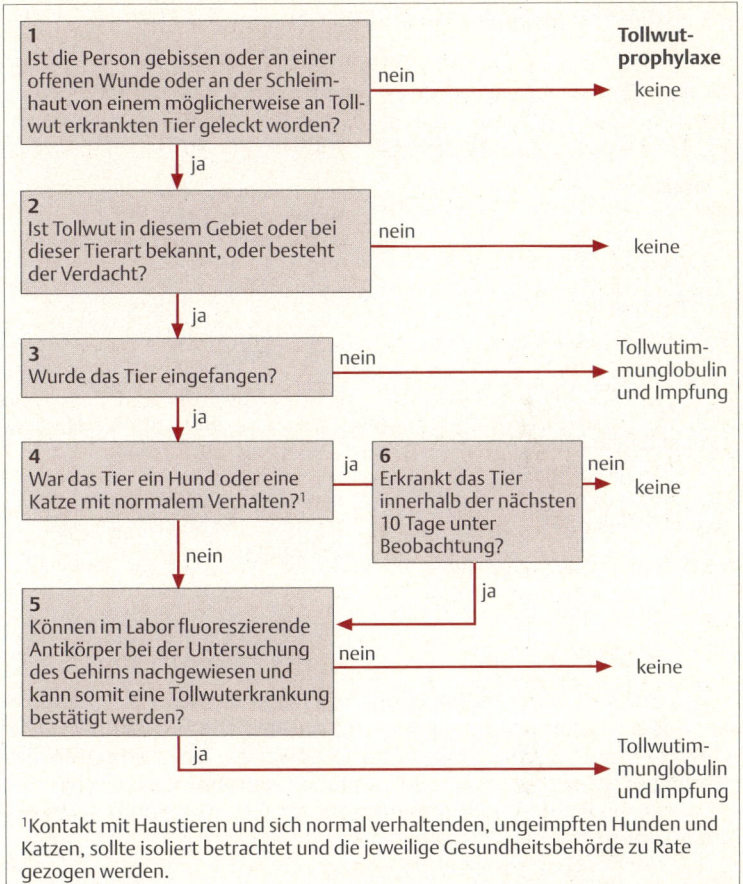

1
Ist die Person gebissen oder an einer offenen Wunde oder an der Schleimhaut von einem möglicherweise an Tollwut erkrankten Tier geleckt worden?
nein → **Tollwut-prophylaxe** keine
ja ↓

2
Ist Tollwut in diesem Gebiet oder bei dieser Tierart bekannt, oder besteht der Verdacht?
nein → keine
ja ↓

3
Wurde das Tier eingefangen?
nein → Tollwutimmunglobulin und Impfung
ja ↓

4
War das Tier ein Hund oder eine Katze mit normalem Verhalten?[1]
ja → **6** Erkrankt das Tier innerhalb der nächsten 10 Tage unter Beobachtung?
nein → keine
ja ↓

nein ↓

5
Können im Labor fluoreszierende Antikörper bei der Untersuchung des Gehirns nachgewiesen und kann somit eine Tollwuterkrankung bestätigt werden?
nein → keine
ja → Tollwutimmunglobulin und Impfung

[1]Kontakt mit Haustieren und sich normal verhaltenden, ungeimpften Hunden und Katzen, sollte isoliert betrachtet und die jeweilige Gesundheitsbehörde zu Rate gezogen werden.

Abb. 3.**5** Merkmaltafel zur Postexpositionsprophylaxe bei Tollwutverdacht (aus Harrison's Prinzipien der Inneren Medizin. Blackwell, Berlin 1994).

Differentialdiagnose (Tab. 3.57)

Tabelle 3.57   Differentialdiagnose der Tollwut

Krankheiten	Bedeutung	Kommentar
Tetanus	+++	Tetanus zeigt eine anhaltende Spastik ohne zwischenzeitliche Erschlaffung. Liquor ist normal
Vergiftungen	++	Anamnese, Toxinnachweis
Tollwutphobie	+++	hysterische Angstreaktion infolge eines Tierbisses oft unmittelbar nach diesem
Guillain-Barré-Syndrom	++	ähnliche Klinik wie stille Wut
Japanische B-Enzephalitis, Poliomyelitis	++	
Postvakzinationenzephalitis	+	allergische Reaktion auf Tollwutimpfstoffe, die Nervenzellgewebe enthalten

Therapie

Unter dem Vollbild der Tollwut kann intensivmedizinische Betreuung das Leben lediglich um einige Wochen verlängern und die Beschwerden des Patienten lindern. Im Vordergrund steht eine massive Sedierung und Beatmung unter voller medikamentöser Relaxierung.

Versuche mit Hyperimmunserum oder Interferonpräparaten waren erfolglos.

Postexpositionsprophylaxe

Diese ist im engeren Sinne keine Therapie, weil sie einsetzt, bevor es zur Erkrankung gekommen ist. Ihr Ziel ist es, das Virus zu neutralisieren, bevor die Nervenendigungen erreicht werden.

Wundreinigung: Intensive Wundreinigung mit konzentrierter Seifenlösung und Spülung unter fließendem Wasser. Desinfektion mit viriziden Lösungen (z. B. 40–70 % Alkohol). Die Schmerzhaftigkeit der Maßnahme kann eine Anästhesie notwendig machen. Wunden sollten zunächst nicht genäht werden. Tetanusimpfung und Postexpositionsprophylaxe sowie antibiotische Abdeckung eventueller bakterieller Infektionen sollten ergänzt werden.

Aktive Impfung: Diese sollte auch dann erfolgen, wenn der Betroffene bereits geimpft wurde. Die Anzahl und die Dosis der zu verabreichenden Impfungen richtet sich nach dem Impfstatus sowie nach der Dringlichkeit der Indikation. Genaue Impfschemata werden von den Herstellern angegeben und sind entsprechend zu befolgen. Sollte sich im Verlauf der Untersuchung des betroffenen Tieres nach 10 Tagen herausstellen, daß das Tier nicht infiziert war, kann die Impfung abgebrochen werden.

Passive Impfung: Tollwutimmunglobulin ist, wenn verfügbar, simultan mit der aktiven Impfung zu verabreichen. Das Immunglobulin sollte zum einen in und um die Bißwunde infiltriert werden und zum anderen intramuskulär an der gegenüberliegenden Seite der applizierten aktiven Tollwutimpfung verabreicht werden. Die empfohlene Dosis (herstellerabhängig) sollte nicht überschritten werden, um eine Inaktivierung der Aktivimpfung zu vermeiden.

Prognose

◆ Ist es erst einmal zum Virusbefall des Nervensystems gekommen, führt dieser bis auf ganz seltene Ausnahmen zwangsläufig zum Tod.
◆ Die Mortalität in Indien nach Bissen von nachgewiesenermaßen tollwütigen Hunden ist 35–57%.
◆ Wenn am Tag der Bißverletzung die Postexpositionsprophylaxe, bestehend aus Wundreinigung, aktiver und passiver Impfung, in korrekter Weise durchgeführt wird, ist sie in 100% der Fälle effektiv.

Prophylaxe

Die modernen Zellkulturimpfstoffe, die i.m. appliziert werden, sind in der Regel gut verträglich. Aufgrund ihres hohen Preises werden in Entwicklungsländern jedoch oft noch subkutan zu verabreichende Impfstoffe aus tierischem Nervenzellgewebe verwendet. Diese bergen das Risiko einer Postvakzinationsenzephalitis.

Eine Präexpositionsimpfung mit modernem Zellkulturimpfstoff ist indiziert bei folgenden Personen:

◆ Tierwärter, Veterinäre, Förster und andere, die beruflich mit möglicherweise infizierten Tieren zu tun haben,
◆ Reisende in Hochendemiegebieten, in denen z.B. Hunde einen wichtigen Vektor darstellen (z.B. Indien).

Von Nagetieren übertragene hämorrhagische Zooanthroponosen

Es gibt neben den durch Insekten, Zecken und Milben übertragenen Virusinfektionen, die teilweise ein tierisches Reservoir haben, eine Reihe von Virusinfektionen bei Nagetieren, die den Virus mit Speichel, Fäzes und Urin ausscheiden. Oral, respiratorisch oder über Verletzungen auf dem Blutweg aufgenommenes virushaltiges Material führt zur Infektion des Menschen. Die Durchseuchung kann in den Gebieten des Vorkommens des Virus herdförmig relativ hoch sein. Die Erkrankungsrate ist dann niedrig, doch die Letalität sehr hoch. Fünf der bekanntesten Krankheitsbilder werden in Tab. 3.**58** dargestellt. Für das Ebola-Virus wird ein tierisches Reservoir belang nur vermutet. Epidemiologie, Pathogenese und Klinik sind den anderen Erkrankungen jedoch ähnlich, so daß es hier mit erwähnt sei.

Tabelle 3.**58** Von Nagetieren übertragene hämorrhagische Zooanthroponosen

Bezeichnung	Lassa	Ebola	Junin	Machupo	Hanta
Definition	hämorrhagisches Fieber	Sudanesisches hämorrhagisches Syndrom	Argentinisches hämorrhagisches Fieber	Bolivianisches hämorrhagisches Fieber	hämorrhagisches Fieber mit renalem Syndrom
Reservoir	Nagetiere (*Mastomys natalensis*)	noch nicht identifiziert	Hausmäuse und andere Nagetiere	peridomestizierte Nagetiere	Mäuse, Ratten
Erreger	*Lassavirus (Arenaviridae)*	*Ebolavirus (Filoviridae)*	*Juninvirus (Arenaviridae)*	*Machupovirus (Arenaviridae)*	*Hantavirus (Bunyaviridae)*
Übertragung	Nagerurin und -staub oral-respiratorisch und Mensch zu Mensch über Verletzungen	bisher nur Mensch zu Mensch über Blut bekannt	Virus aus Speichel und Urin der Nager in Staub, Nahrung, über Verletzungen, nicht Mensch zu Mensch	Virus aus Speichel und Urin der Nager in Staub, Nahrung, über Verletzungen, nicht Mensch zu Mensch	Speichel, Fäkalien, Urin, Virus oral und respiratorisch aufgenommen, nicht Mensch zu Mensch
Epidemiologie	Westafrika, Guinea, Sierra Leone, Nigeria ~100 000 Erkrankungen und 5000 Todesfälle/Jahr Kinder u. Schwangere nosokomial – im Hospital(!)	Südsudan, Nordzaire, Uganda, Kenia, epidemische Ausbrüche mit Hunderten von Fällen Serologische Untersuchungen zeigen 4–30% Prävalenz	Landarbeiter der Pampa Argentiniens 1 Mill. Bewohner exponiert 4–6% tragen Antikörper > 1000 Erkrankungen jährlich im Mai (Erntezeit)	In Teilen Boliviens vor 40 Jahren epidemisch, z. Z. sporadisch in der Landwirtschaft, hauptsächlich Männer. April – September	primär in Korea, China. Inzwischen lassen sich Antikörper in Nagern u. beim Menschen weltweit nachweisen. Erkrankungen hauptsächlich China, Korea, GUS, Osteuropa

Tabelle 3.58 (Fortsetzung)

Bezeichnung	Lassa	Ebola	Junin	Machupo	Hanta
Pathogenese	hohe Virustiter im Blut, wenig Organmanifestation, Blutungen ZNS, respiratorische Insuffizienz	herdförmige Nekrosen in Leber, Milz, Niere, Hoden, Vaskulitis, hämorrhagisches Exanthem	Virus in RES, hämorrhagische Diathese, hypovolämischer Schock Leber- und Nierenparenchymnekrosen	Blutungen im Intestinaltrakt und ZNS u. a. Pneumonie	hämorrh. Manifestation in vielen Organen, bes. interstitielle Nephritis, Nekrose der Tubuli
Symptomatik	Schüttelfrost, Fieber, Glieder-, Gelenk-, Kopfschmerzen, Konjunktivitis, Erbrechen, Durchfall, pulmonale, kardiale, neurologische Befunde, hypovolämischer Schock, Lungenödem				meist inapparente Infektion, 20 – 30 % klinische Manifestation, febril, hämorrhagisch, Oligurie, Hämaturie
Prognose	in ausgeprägten Fällen > 50 % Letalität	hohe Letalität	lebensbedrohlich	relativ benigne	Letalität 0,5 – 15 %
Diagnostisches Vorgehen	geographische Anamnese, Klinik eines akuten Virusinfekts, hämorrhagische Diathese Diagnostik durch Virusisolation und Serologie entsprechend den örtlichen Verhältnissen kaum möglich. S4-Labor erforderlich				
Differentialdiagnose	alle fieberhaften Erkrankungen mit hämorrhagischer Diathese				
Therapie	symptomatisch				
Prophylaxe	Impfstoffe nicht verfügbar. Bekämpfung der Nagetiere illusorisch. Krankenhaushygiene				

Tropische Gifttiere

Vergiftungen durch Schlangen, Spinnen und Skorpione

Das **Risiko** für Reisende, in den Tropen von Giftschlangen gebissen zu werden, ist gering. Darüber hinaus sind nur etwa die Hälfte der Bisse durch Giftschlangen tatsächlich giftig. Vergiftungen durch Spinnen (Biß) oder Skorpione (Stich) sind dagegen häufiger, da diese sich auch in menschlichen Behausungen aufhalten.

Insgesamt variiert die **Symptomatik** je nach Art und Menge des aufgenommenen Giftes erheblich (Tab. 3.**59**). Angst bis Todesangst mit entsprechenden vegetativen Erscheinungen beherrscht das Bild oft vor den eigentlichen Vergiftungserscheinungen, die in der Regel 1 – 2 Stunden nach dem Schlangenbiß auftreten.

Erstversorgung bei Vergiftungen durch Schlangen, Spinnen und Skorpione:

- Anamnese, Beruhigung des Patienten,
- Befunderhebung. Entscheidend für das weitere Vorgehen sind: Blutungsneigung, Kreislauf, Bißmarke, Vorhandensein von zwei Zahnmarken an der Bißstelle beweisen Giftschlangenbiß,
- Wundreinigung: Spülen mit Desinfiziens oder Wasser (*kein* Ausschneiden, Aussaugen, Inzision o. a., kein Tourniquet),
- Immobilisierung und Kühlung,
- Analgesie: Paracetamol, keine Acetylsalicylsäure (*keine* Morphine!),
- Schockprophylaxe: orale oder parenterale Flüssigkeitszufuhr,
- Beobachtung: wenn möglich stationär,
- Antiserum nur bei systemischen Symptomen (cave: Serumkrankheit),
- Bereithalten von Adrenalin 0,5 ml 1 : 1000 und Antihistaminika.

Fischvergiftungen

Vergiftungen durch den Verzehr von bestimmten Fischen und Muscheln treten in der Regel innerhalb weniger Stunden akut mit den typischen Symptomen einer Lebensmittelvergiftung auf (Tab. 3.**60**).

Systemische tropische Mykosen

Siehe Tab. 3.**61** und 3.**62**.

Tabelle 3.**59** Symptome bei Vergiftungen durch Schlangen, Skorpione und Spinnen

	Lokale Symptome	Systemische Symptome
Schlangen		
Elapidae (Kobra, Mamba)	oft gering, Schwellung, in 35 % Nekrose	Hirnnervenausfälle, Ptose, Sehstörungen, proximale Paresen bis zur Atemlähmung
Viperidae (Vipern, Ottern)	innerhalb von Minuten Rötung und Schwellung	Blutungserscheinungen, Nasenbluten, Bluterbrechen etc., Schock, Nierenversagen
Seeschlangen	keine	generalisierte Muskelschmerzen, Myoglobinurie bis hin zum Nierenversagen
Spinnen	starke Schmerzen, z. T. mit Ulzerationen, (vermehrte Schweißneigung um die Bißstelle bei Schwarzer Witwe)	Teilweise keine systemischen Erscheinungen. Je nach Art: Hypersalivation, Übelkeit, Muskelschmerzen, Exanthem, Blutungsneigung, Lähmungen, Delirium, Koma. In schweren Fällen tödlich
Skorpione	starke Schmerzen über mehrere Stunden	z. T. Tachykardie, Muskelschmerzen, Angstzustände, Lungenödem, Schock

Tabelle 3.**60** Vergiftungen durch den Verzehr von Meerestieren

Vergiftung	Vorkommen	Pathophysiologie	Symptomatik	Therapie	Prophylaxe
Ciguatera-Vergiftung	zahlreiche Speisefische Ind. Ozean, Pazifik, Karibik	hitzestabiles Toxin, von Algen (Dinoflagellaten) produziert und von Fischen aufgenommen	innerhalb 1 – 2 Std.: Erbrechen, Durchfall, Atemdepression, paradoxes Temperaturempfinden an Haut und Schleimhaut, Dysurie	Mannitinfusion, Atropin bei bedrohlicher Hypotonie, Benzodiazepine	Verzicht auf Fischverzehr, wenn regional Ciguatera-Fälle bekannt sind
Saxitoxikose	Muscheln	von Dinoflagellaten produziert, von Muscheln aufgenommen	periorale Taubheit, Sensibilitätsstörungen der Extremitäten, Ataxie, Atemlähmung	Magenspülung	Verzicht auf Muscheln, wenn örtlich tote Fische und Vögel gefunden werden
Tetrodotoxikose	Igelfische, Kugelfische	Toxinproduktion durch den Fisch	periorale Parästhesien, Kopf- und Muskelschmerzen, Hypotonie, Tremor, Lähmung	Magenspülung mit Natriumbicarbonat	Verzicht auf entsprechende Fische bzw. sorgfältige Zubereitung
Seombroidvergiftung	Thunfische, Makrelen	Histaminbildung durch bakterielle Besiedelung	Schwellung der Mundschleimhaut, Konjunktivitis, Kopfschmerzen, Durchfall	Antihistaminika	nur frischer Verzehr (Vermeidung längerer Lagerung über 20 °C)

Tabelle 3.**61** Tropische Mykosen I

Krankheit	Nordamerikanische Blastomykose	Südamerikanische Blastomykose (Parakokzidioidomykose)	Chromoblastomykose	Histoplasmose
Definition und Ätiologie	chronische suppurative und granulomatöse Infektion durch *Blastomyces dermatitidis*	chronische systemische Infektion durch *Blastomyces brasiliensis*	Pilzerkrankung der Haut des subkutanen Gewebes durch *Philalophora verrucosa, pedrosoi, compactum* und *Cladosporium carrionii*	systemische Infektion des RES mit *Histoplasma capsulatum*, beginnend durch Inhalation in den Lungen, oral oder durch die Haut
Vorkommen und Übertragung	ungewöhnlich, sporadisch in Zentral- und Südost-USA, Zentralamerika, Kanada und Afrika Übertragung durch sporenhaltigen Staub	In Zentral- und Südamerika, vor allem bei Landarbeitern wahrscheinlich Übertragung durch sporenhaltigen Staub	weltweit, besonders jedoch Zentralamerika, karibische Inseln, Südamerika, Australien, Madagaskar, in Südafrika in ländlichen tropischen Gebieten	herdförmig, ubiquitär in Amerika, Europa, Afrika, Asien Übertragung durch Staub
Symptome	primäre pulmonale Infektion, gefolgt von hämatogener Aussaat in Haut, Leber, Nieren, Milz, Knochen	pulmonale Herde, ulzeröse Läsionen in den Schleimhäuten von Mund, Nase und Rektum, Lymphknotenbefall	Lokalisation meist an Füßen, Händen; langsam wachsende, warzenartige, graue bis olivgrüne Läsionen	klinische Erscheinungen selten, papulöse Hautveränderungen, ulzeröse Dermatitis, Lungenbefall

Tabelle 3.**61** (Fortsetzung)

Krankheit	Nordamerikanische Blastomykose	Südamerikanische Blastomykose (Para-kokzidioidomykose)	Chromoblastomykose	Histoplasmose
Diagnose	Erregernachweis im Sputum, Eiter	Erregernachweis im Sputum, Wundabstrichen und Probeexzisionen	Erregernachweis in Abstrichen aus den Läsionen	klinisches Bild mit Fieber, Haut- und Schleimhautbefall, Ulzeration, Histoplasmintest positiv, häufig positive Reaktion ohne klinische Symptome
Therapie	Ketoconazol, 400 mg/Tag, 6 Monate	Ketoconazol, 400 mg/Tag, 6 Monate; Itraconazol	Amphotericin B mit Procain lokal neue Imidazole (Itraconazol) oder 5-Flucytosin	Amphotericin B
Prognose	unbehandelt infaust	Verlauf über 3 Jahre, unbehandelt infaust		Spontalheilung und latente Fälle kommen vor; schwere chronische Fälle meist letal

Tabelle 3.62   Tropische Mykosen II

Krankheit	Kokzidioidomykose	Kryptokokkose	Madurafuß (Myzetom)	Rhinosporidiose
Definition und Ätiologie	systemische Mykose durch *Coccidioides immitis*, primär der Lungen mit hämatogener Aussaat	chronische granulomatöse Infektionen mit *Cryptococcus neoformans*	klinisch-pathologisches Syndrom, hervorgerufen durch eine Reihe von Erregern (*Madurella mycetomi, Nocardia brasiliensis, Monosporum apiospermum, Allescheria boydii* u. a.)	tiefe granulomatöse Erkrankung der Schleimhäute der Nase, des Pharynx und der Konjunktiva durch *Rhinosporidium seeberi*
Vorkommen und Übertragung	aride Zonen Nord- und Südamerikas (Wüstenfieber)	Inhalation infizierten Staubs mit Aussaat von den Lungen vor allem ins ZNS, auch als opportunistische Infektion bei AIDS	Afrika, Südasien, Mittelamerika und andere tropische und subtropische Gebiete Übertragung meist durch Verletzungen beim Barfußlaufen, oft bei Elephantiasis infolge lymphatischer Filariasis (s. d.)	weltweit, jedoch besonders in Indien, Sri Lanka, Südamerika

Tabelle 3.**62** (Fortsetzung)

Krankheit	Kokzidioidomykose	Kryptokokkose	Madurafuß (Myzetom)	Rhinosporidiose
Symptome	primäre Lungenaffektion, schleichend oder akut; Erythema nodosum, vor allem bei Frauen; Lungenherde zur Einschmelzung neigend; Aussaat in Lymphknoten, Herzmuskel, Gelenke, Knochen, Meningen	Lungenherde, Meningitis, Enzephalitis	Schwellung des Fußes, Induration, Suppuration, Geschwürs-, Fistelbildung, Gewebszerstörung, keine Generalisation	polypöse brüchige Veränderungen der Schleimhaut, der Nase, selten Verbreitung in andere Organe
Diagnose	Sicherung nur durch Erregernachweis	Färbung eines Lumbalpunktatausstrichs, Serologie	klinischer Nachweis von Pilzkörnern, eitriges Sekret, Pilzkultur	
Therapie	Amphotericin B, gefolgt von Ketoconazol. Andere Imidazole werden untersucht	Amphotericin B, Flucytosin, Miconazol, Ketoconazol	fungizide Antibiotika wenig wirksam, gelegentlich Amputation als letzte therapeutische Möglichkeit. Ketoconazole oral zeigen günstige Ergebnisse	Amphotericin B
Prognose	bei disseminierter progressiver Form häufig infaust	disseminierte Form immer infaust	jahrelanger Verlauf	Verlauf über viele Jahre

4 Untersuchung von Tropenrückkehrern und Differentialdiagnose tropischer Erkrankungen

Ernstnehmen des Gesundheitsrisikos

Heute muß jede ärztlich erhobene Anamnese eine Reise- und Urlaubsanamnese einschließen. Schon bei der Beratung vor Ausreise muß darauf hingewiesen werden, daß das Gesundheitsrisiko nicht mit dem Verlassen der Tropen endet, sondern daß es infolge Fehleinschätzung von Symptomen durch Patient, Angehörige, aber auch durch den Arzt weiterbesteht, wenn ein erfolgter Tropenaufenthalt nicht in Betracht gezogen wird. Die Erfahrung zeigt, daß z. B. ein komplizierter oder tödlicher Verlauf einer Malaria tropica durch rechtzeitige und richtige Einschätzung in den meisten Fällen verhindert werden kann. Das Risiko einer Malariaexposition und das Problem der Erregerresistenz ist die eine Seite des Risikos, die mangelhafte Compliance bei der Malariaprophylaxe und die Verkennung der Symptome der Malaria nach Rückkehr ist die andere Seite.

Was in hervorragender Weise für die Malaria gilt, gilt in jeweils spezifischer Weise auch für viele andere mitgebrachte Infektionen.

Zu beachtende Faktoren

1. In Frage kommende Krankheiten, Inkubationszeit, Eosinophilie und Hautmanifestationen:

- **Malaria** ist immer noch die am häufigsten erworbene spezifische Tropenkrankheit. Bei Rückkehrern ist auch bei einer mehr oder weniger kompletten Malariaprophylaxe in allen Fällen von Fieber an Malaria zu denken, auch wenn die sonstigen Symptome und Befunde nicht dafür zu sprechen scheinen.

- **Spezifischen Tropenkrankheiten** (mit Ausnahme von Malaria und Amöbiasis) sind die europäischen Reisenden meist sehr viel weniger ausgesetzt als die einheimische Bevölkerung. Vielfach ist eine längere Exposition und ein enger Kontakt mit dem Erreger notwendig, bevor es zur klinischen Manifestation kommt.

- **Ubiquitär** vorkommende infektiöse und parasitäre Krankheiten wie z. B. Hepatitis A, Typhus abdominalis und andere Salmonellosen, Poliomyelitis, Tuberkulose, AIDS und Hepatitis B, infektiöse Mononukleose, Brucellose und andere Zoonosen werden in den Tropen häufiger erworben als spezifische Tropenkrankheiten.

◆ Die **Inkubations- oder Präpatenzzeit** (Zeit bis zum Auftreten von nachweisbaren Geschlechtsprodukten von Parasiten) beträgt oft Wochen bis viele Monate, weshalb eine einmalige Rückkehreruntersuchung, selbst wenn keine Beschwerden vorliegen, eine Tropenerkrankung nicht immer ausschließen kann. Der Rückkehrer muß sich noch mehrere Monate seiner Tropenanamnese bewußt bleiben, damit wichtige Frühsymptome richtig gedeutet werden können.

◆ **Eosinophilie** ist bei Rückkehrern indikatorisch für einen Parasitenbefall, insbesondere für Helmintheninfektionen, wobei Filariasen, Schistosomiasis oder nicht menschenpathogene Parasitosen eine besonders hohe Eosinophilie verursachen können. Die „tropische Eosinophilie" ist keine selbständige Krankheit, sondern Symptom für das Vorliegen einer Parasitose.

◆ Die **Haut** des Untersuchten sollte stets einer gründlichen Inspektion unterzogen werden.

2. Durch Kenntnis der geographischen Verbreitung von zonal und lokal begrenzt vorkommenden Tropenkrankheiten kann die Skala der in Frage kommenden Tropenkrankheiten geographisch eingeengt werden.

3. Der individuelle Reisestil und das Hygieneverhalten des einzelnen bestimmen heute mehr das Gesundheitsrisiko als die objektiven tropischen Gesundheitsgefahren.

Relatives Risiko, Infektionen aus den Tropen mitzubringen

Die Frage, welche Tropenkrankheiten oder andere auf der Reise erworbenen Krankheiten überhaupt in Frage kommen, d. h. die Wahrscheinlichkeit ihres Auftretens nach Rückkehr, ist vielfach untersucht worden. 75 % von 11 000 Charterreisenden klagten über Beschwerden im Zusammenhang mit der Reise, davon waren 21,5 % subjektiv krank, 4,5 % wurden bettlägerig, und 5,3 % mußten medizinische Hilfe aufsuchen. Rücktransport wegen Erkrankung erfolgte in einem Fall. Die häufigsten Gesundheitsstörungen bei Kurzzeiturlaubern unterwegs betreffen Durchfall bei über einem Drittel der Reisenden, gefolgt von Obstipation, Erkältungen, Schlafstörungen, Kopfschmerzen und Dermatosen (Abb. 4.**1**, Tab. 4.**1**). Außer Malaria bei Reisenden ohne Chemoprophylaxe treten Tropenkrankheiten in einer in Prozent oder Promille anzugebenden Häufigkeit bei Tropenreisenden gar nicht auf. Betrachtet man die Inzidenz der Erkrankungen nach Regionen spezifiziert, ergeben sich natürlich große Unterschiede. So stammen z. B. 90 % aller zwischen 1980 und 1992 dem Bundesgesundheitsamt Berlin gemeldeten Fälle von Malaria tropica aus Afrika. Absolut gesehen stammen die in Deutschland

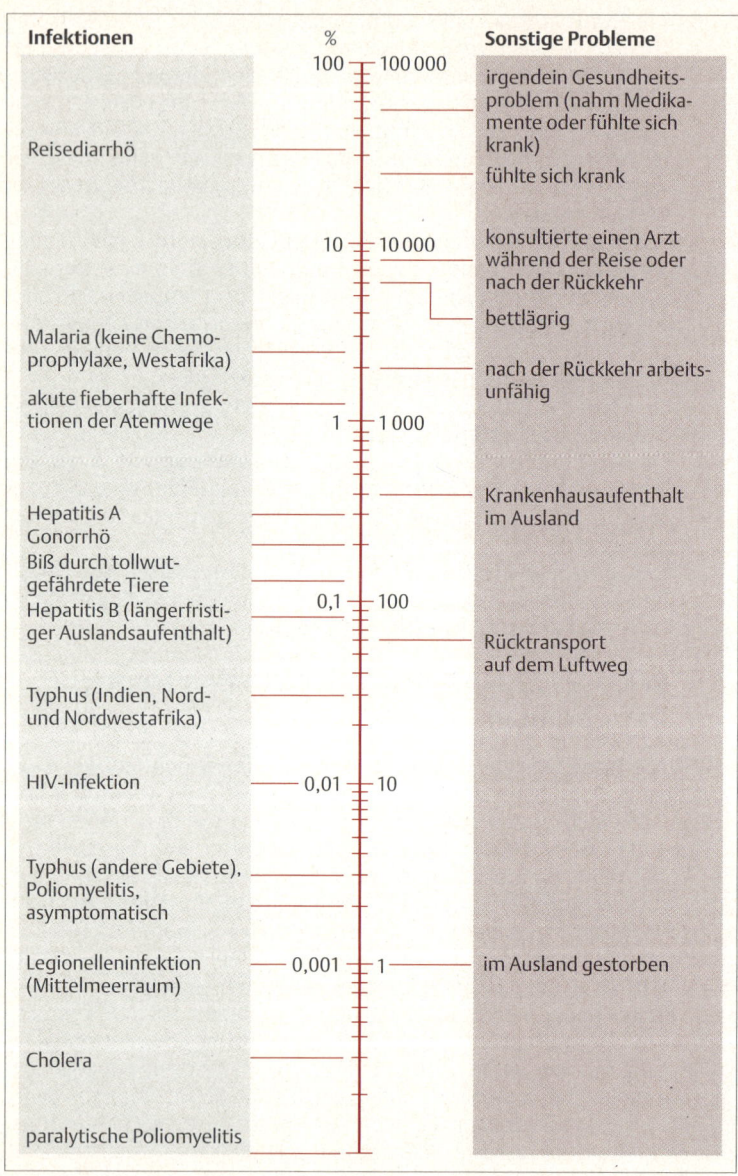

Infektionen	%		Sonstige Probleme
	100	100 000	
			irgendein Gesundheits-problem (nahm Medikamente oder fühlte sich krank)
Reisediarrhö			fühlte sich krank
	10	10 000	konsultierte einen Arzt während der Reise oder nach der Rückkehr
			bettlägrig
Malaria (keine Chemo-prophylaxe, Westafrika)			nach der Rückkehr arbeits-unfähig
akute fieberhafte Infektionen der Atemwege	1	1 000	
Hepatitis A Gonorrhö			Krankenhausaufenthalt im Ausland
Biß durch tollwut-gefährdete Tiere			
Hepatitis B (längerfristi-ger Auslandsaufenthalt)	0,1	100	
			Rücktransport auf dem Luftweg
Typhus (Indien, Nord- und Nordwestafrika)			
HIV-Infektion	0,01	10	
Typhus (andere Gebiete), Poliomyelitis, asymptomatisch			
Legionelleninfektion (Mittelmeerraum)	0,001	1	im Ausland gestorben
Cholera			
paralytische Poliomyelitis			

Abb. 4.1   Auftreten von Gesundheitsproblemen bei Reisen in tropische Länder (monatliche Schätzwerte, bezogen auf jeweils 100 000 Reisende) (aus WHO: Reisen und Gesundheit. Kilian. Marburg 1996).

Tabelle 4.1 Differentialdiagnostische Hinweise auf Tropenkrankheiten, sofern die Anamnese eine solche vermuten läßt

Leitsymptom	Begleitsymptom	Verdachtsdiagnose	Weitere Diagnostik
I. Fieber			
a) emittierend	1. Leber- und/oder Milzschwellung, Gastroenteritis, Somnolenz, Subikterus	Malaria tropica bei Nichtimmunen im Anfangsstadium	Erregernachweis im Blutausstrich, Dicker Tropfen, Thrombozytensturz!
	2. Milzschwellung, Somnolenz	Typhus abdominalis	Blut-Stuhl-Kultur
	3. Pleurabeteiligung, Lebertumor, Schmerzhaftigkeit	Amöbenabszeß in der Leber, Leberamöbiasis	Sonographie, CT, indirekte Immunfluoreszenz, indirekte Hämagglutination, hohe BSG, Leukozytose, Zwerchfellhochstand rechts
	4. Ikterus	Amöbenhepatose, virale Hepatitis	
	5. Leber und Milz vergrößert	viszerale Leishmaniase	Milz- und Sternalpunktion, Serologie, indirekte Immunfluoreszenz, ELISA, hohe BSG, IgG ↑↑
	6. Lebervergrößerung, Meningismus, interstitielle Nephritis	Leptospirose	Erreger im Blut, Liquor, Urin, später Agglutination
	7. Gelenkschmerzen, Milzvergrößerung	Brucellose	Blutkultur, KBR, Agglutination
b) intermittierend	Leber und/oder Milz vergrößert	Malaria quartana (alle 72 Stunden) Malaria tertiana (alle 48 Stunden)	Erregernachweis im Blutausstrich, Dicker Tropfen

Tabelle 4.1   (Fortsetzung)

Leitsymptom	Begleitsymptom	Verdachtsdiagnose	Weitere Diagnostik
c) rekurrierend	Lebervergrößerung	Rückfallfieber	Agglutination, KBR
d) biphasisch	Kopf-, Glieder-, Muskelschmerzen, Exanthem	Denguefieber	Serologie, Heilung
	gefolgt von hämorrhagischem Schock	hämorrhagisches Dengue-Fieber	Serologie, Prognose ungünstig
	Gelbsucht, Hämaturie, Lebervergrößerung	Gelbfieber	KBR, Hämagglutinationshemmtest, Zellkultur
	kurzfristig, selten, hämorrhagisch, enzephalitisch	Rift-Valley-Fieber	Serologie
II. Psychose	Fieber	zerebrale Malaria tropica oder Mefloquin-Nebenwirkung!	Blutausstrich, Dicker Tropfen, indirekte Immunfluoreszenz
		Schlafkrankheit	Liquor, Blut
		Typhus abdominalis	Blut- oder Stuhlkultur
		Fleckfieber	Weil-Felix-Reaktion
III. Im Röntgenbild	Röntgenbefund Lungen, Rundherd, mit/ohne Spiegel, Reizhusten	eosinophiles Infiltrat	Blutbild, Serologie, Stuhluntersuchung
		Askariasis	Stuhluntersuchung
		Paragonimiasis	Sputum
		Schistosoma japonicum	Stuhluntersuchung
		Echinokokkose, Systemmykosen	Serologie
		Amöbenabszeß	Serologie

Tabelle 4.1 (Fortsetzung)

Leitsymptom	Begleitsymptom	Verdachtsdiagnose	Weitere Diagnostik
	Pleura-, Zwerchfellbeteiligung	Amöbenabszeß der Leber Echinokokkose der Leber	s. o. und Sonographie
	Muskelherde, Lidödeme, Eosinophilie	Trichinose	s. o. und Muskelbiopsie, Serologie
IV. **Durchfall** **(in jedem Fall parasitologische und bakteriologische Erreger suchen)**	1. mit Fieber und Erbrechen	Malaria tropica	Blutausstrich, Dicker Tropfen
	2. mit/ohne Fieber	bakterielle Darminfektionen	fäkulenter Stuhl, eitrig-schleimig, bis 20 Entleerungen täglich
	3. ohne Fieber Kreislaufkollaps	Nahrungsmittelintoxikation	wäßriger Stuhl, bis 20 Entleerungen täglich
	4. ohne Fieber Tenesmen	Amöbenruhr	schleimig-blutig, ca. 6 Entleerungen täglich
	5. mit/ohne Fieber Tenesmen	Bakterien-Amöben-Mischinfektion	eitrig-schleimig-blutig
	6. Dehydratation	Cholera, Nahrungsmittelintoxikation	reiswasserartig, schleimig
	7. geblähtes Abdomen, Gewichtsverlust	Sprue, Lambliasis, tropische Enteropathie, Amöbenkolitis, AIDS	massive Stühle, fäkulent Stuhluntersuchung auf opportunistische Keime und Parasiten, HIV-AK-Test
V. **Anämie**	1. unklare Bauchschmerzen	Hakenwurmbefall	Eosinophilie, Stuhluntersuchung
	2. hämolytisch und Fieber, Schock	Malaria tropica	Blutausstrich, Dicker Tropfen

Tabelle 4.1   (Fortsetzung)

Leitsymptom	Begleitsymptom	Verdachtsdiagnose	Weitere Diagnostik
	3. Fieber und Milztumor	Leishmaniase (Kala-Azar)	ELISA, Sternalpunktion, Milzpunktion, IgG
	4. tiefer Mittelbauchschmerz	Mesenterialvenenthrombose bei Sichelzellenanämie	Blutbild, Hämoglobinelektrophorese
VI. Hämorrhagische Diathese	1. Fieber, Pneumonie	Lassafieber u.a.	Serologie
	2. Fieber, Knochenschmerzen	Denguefieber	Serologie
VII. Anurie	1. Koma, Fieber	Typhus abdominalis	Blut- oder Stuhlkultur
	2. Dehydratation, Durchfall	Cholera	
	3. Fieber, Anämie	Malaria tropica	
	4. Ikterus, Fieber	Gelbfieber, Malaria tropica	
	5. Fieber, Koma, trockene Haut	Hyperthermie, Hitzschlag	nicht mehr bei Rückkehrern
VIII. Koma	1. Fieber	Malaria, Schlafkrankheit	Blutausstrich, Dicker Tropfen
	2. Ikterus, Fieber	Coma hepaticum/Malaria tropica (Gelbfieber)	
IX. Schock	subfebrile oder hohe Temperaturen	Malaria tropica	Blutausstrich, Dicker Tropfen

Tabelle 4.1 (Fortsetzung)

Leitsymptom	Begleitsymptom	Verdachtsdiagnose	Weitere Diagnostik
X. Lymphatisches System			
a) Lymphknotenschwellung generalisiert	Fieber	Adenovirose	Serologie
		Denguefieber	Knochenschmerzen
		viszerale Leishmaniase	Milzpunktion, ELISA, indirekte Immunfluoreszenz
b) Lymphknotenschwellung lokalisiert	Halslymphknoten und irregulär intermittierendes Fieber	Tuberkulose, AIDS	Erregernachweis, HIV-AK
	Nackenlymphknoten	Schlafkrankheit	geographische Anamnese, Punktat, Serologie
	Leistenbeugenlymphknoten regional (Ulkus)	Filariase	Serologie, Mikrofilarien im Blut
		Leishmaniase, Orientbeule	klinisch, Biopsie
c) Lymphangitis	Funikulitis, Orchitis	Filariase	Serologie, Eosinophilie
d) Lymphadenitis	Leistenbeuge	Lymphogranuloma venereum, Pest	Serologie, Mikroskopie
XI. Milzvergrößerung mäßig stark bis stark	Fieber	Malaria	s. o.
		Kala-Azar-Frühstadien	
		Typhus abdominalis	
		Bilharziose	
XII. Lebervergrößerung	Milzvergrößerung	Brucellose	Serologie, Gelenkschmerzen

Tabelle 4.1 (Fortsetzung)

Leitsymptom	Begleitsymptom	Verdachtsdiagnose	Weitere Diagnostik
	Fieber ohne Milzvergrößerung	Kala-Azar Hepatitis Amöbenhepatose	Milzpunktat, Serologie Glutamatpyruvattransaminasen, AK, klinisches Bild Fieber, hohes BSG, Serologie
	Ikterus	Sichelzellenanämie	Blutbild, Hämoglobinelektrophorese
	mit Fieber	Rückfallfieber	Erreger im Blut Agglutination
	lokal	Amöbenabszeß Echinokokkose	Serologie, Sonographie, CT Serologie, Sonographie, CT
XIII. Hämaturie	evtl. Lebervergrößerung	Blasenbilharziose	Urinsediment (Eier), 24-Stunden-Urin, Serologie
XIV. Chylurie	Lymphstauungen	Filariase	Erregernachweis, Mikrofilarien im Blut, Serologie, Eosinophilie
XV. Hautveränderungen			
a) Exanthem	hämorrhagisch, petechial	Dengue, Rickettsiosen, Insektenstichallergie (Mücken, Flöhe, Wanzen, Milben)	Serologie, KBR, Hämagglutinationshemmung, Weil-Reflexreaktion, Parasitennachweis
b) juckende Dermatosen	makulös	Insektenstichallergie, Zeckenstich	KBR, Hauttest

Tabelle **4.1** (Fortsetzung)

Leitsymptom	Begleitsymptom	Verdachtsdiagnose	Weitere Diagnostik
	makulopapulös urtikariell	frische perkutane Wurminfektion Bilharziose (swimmers' itch), Hakenwurm, Strongyloides, Askariaden, Filariasen, Onchozerkose (besonders bei Tierhelminthen)	indirekte Immunfluoreszenz, Blutbild Eosinophilie, Serologie Parasitennachweis
c) Ulzerationen mit glattem Ulkusboden	glatte Ränder, nicht unterminiert	Ulcus tropicum	Erregernachweis (Spirochäten)
	Ränder tief unterminiert, sehr variabel	Buruli-Ulkus Lepra	Mycobacterium ulcerans Erregernachweis, „skin smear"
d) Ulkus mit schwarzer Nekrose	regionale Lymphknotenschwellung	Zeckenfleckfieber	Serologie, Anamnese
e) granulomatöse Ulzerationen	herdförmig, Gesicht, Arme, ohne Schleimhautbeteiligung (Ohren, Lippen)	kutane Leishmaniase	Erregernachweis, geographische Anamnese
	mit Schleimhautbeteiligung	Espundia Pinta Frambösie endemische Syphilis	geographische Anamnese Erregernachweis KBR, indirekte Immunfluoreszenz
f) subkutane Knoten	entzündliche, besonders bei Kindern, furunkelartig	Myiasis (Fliegenlarven, Tumbufliege)	geographische Anamnese (Kongo, Zentralafrika), Larvennachweis

Tabelle 4.1   (Fortsetzung)

Leitsymptom	Begleitsymptom	Verdachtsdiagnose	Weitere Diagnostik
	nicht entzündlich, an Akren und Rumpf	Onchozerkoseknoten	„skin snip", Serologie
	zwischen Zehen, unter Nägeln, entzündlich, schmerzhaft	Sandfloh	mikroskopische Untersuchung
	ödematös eng begrenzt, nicht entzündlich, flüchtig, rekurrierend (Kalabarschwellung)	Loa-loa-Infektion	geographische Anamnese (West- und Zentralafrika) > 9 Monate, Serologie, Eosinophilie
g) Konjunktivitis		Trachom, Keratoconjunctivitis epidemica	klinisches Bild, Erregernachweis
XVI. Ödeme	Lidödem	Trichinose, Chagas-Krankheit	Serologie, Röntgen, Eosinophilie
	generalisiert	Kwashiorkor	Eiweißmangel
		Chagas-Krankheit	Herzinsuffizienz
		Endomyokardfibrose	Herzinsuffizienz
	Filariase	Elephantiasis	Erregernachweis, Serologie
Muskelabszeß		tropische Myositis	Muskelbiopsie
Dermatitis, Pruritis	typisch lokalisiert	Skabies	klinisches Bild
Creeping eruptions		Hundehakenwurm (Larva migrans)	typisches Aussehen
flüchtige Eruptionen	Erythem	Erythema subitum	klinisch-epidemiologisch
		Loa loa	Eosinophilie, Serologie
		Lyme-Krankheit	Serologie

beobachteten Malariafälle meist aus Ostafrika, weil das Gros der Rück-kehrer von dort herkommt. Relativ ist jedoch das Risiko, an Malaria zu erkranken, in Westafrika deutlich größer, wie Untersuchungen von Steffen (1990) zeigten. Während auf 100 000 Reisende aus Ostafrika 1520 Malariaerkrankungen kamen, waren es bei Westafrikareisenden 2420/ 100 000. Auch die Zahl der Todesfälle war etwa doppelt so hoch. Für Hepatitis konnte Steffen schon 1977 zeigen, daß etwa einer von 1000 Reisenden aus Afrika an Hepatitis erkrankte. Für Südamerika, den Nahen und Mittleren Osten lag die Häufigkeit zwischen 1 : 700 und 1 : 850, wohingegen für Südeuropa 1 Fall auf 9000 Reisende kam.

Hieraus und aus zahlreichen anderen Studien und Erfahrungen ergibt sich, daß das relative Risiko, an einer Tropenkrankheit im engeren Sinn zu erkranken, gering ist. Für den einzelnen Rückkehrer und seinen beratenden Arzt ist dies nur von nachgeordneter Bedeutung. Hier gelten in jedem Fall die Kenntnis der Epidemiologie und die Abschätzung des individuellen Expositionsrisikos als Richtschnur.

Beachtung der Inkubations- bzw. Präpatenzzeit von reisemedizinisch relevanten Tropenkrankheiten

Bei der Beantwortung der Frage nach dem Vorliegen einer tropischen Infektionskrankheit ist die Berücksichtigung der Inkubationszeit, d. h. die Zeit zwischen Infektion und Auftreten der ersten Symptome, und der Präpatenzzeit, d. h. die Zeit zwischen Infektion und frühestmöglichem mikrobiologischem bzw. parasitologischem Nachweis der Infektion, von Bedeutung. Zwischen diesen Zeiträumen liegt die Rückkehr aus den Tropen und evtl. eine Rückkehruntersuchung oder ein Arztbesuch aus anderen Gründen. Die Frage nach dem Vorliegen einer Tropenkrankheit muß diese Zeiten und den Zeitpunkt der Konsultation berücksichtigen (Abb. 4.**2**).

Virale und bakterielle Infektionen haben in der Regel kurze Inkubationszeiten von 1 bis 2 Wochen, so daß Krankheitsausbrüche nach diesem Zeitraum weitgehend ausgeschlossen werden können. Eine Ausnahme stellen Hepatitisviren, HIV und Tollwut mit sehr langen Inkubationszeiten dar.

Protozoeninfektionen haben längere Inkubationszeiten: von 5 Tagen bis zu 6 Monaten und länger bei Malaria. Während kutane Leishmaniase eine Inkubationszeit von 4–6 Wochen hat, beträgt sie bei Kala-Azar 3–6 Monate und bei mukokutaner Leishmaniase Wochen bis Jahre. Amöbiasis kann eine Woche nach Infektion klinisch und parasitologisch auffallen. Eine stumme Infektion muß überhaupt nicht oder kann zu jeglicher Zeit bis nach Jahren klinisch in Erscheinung treten.

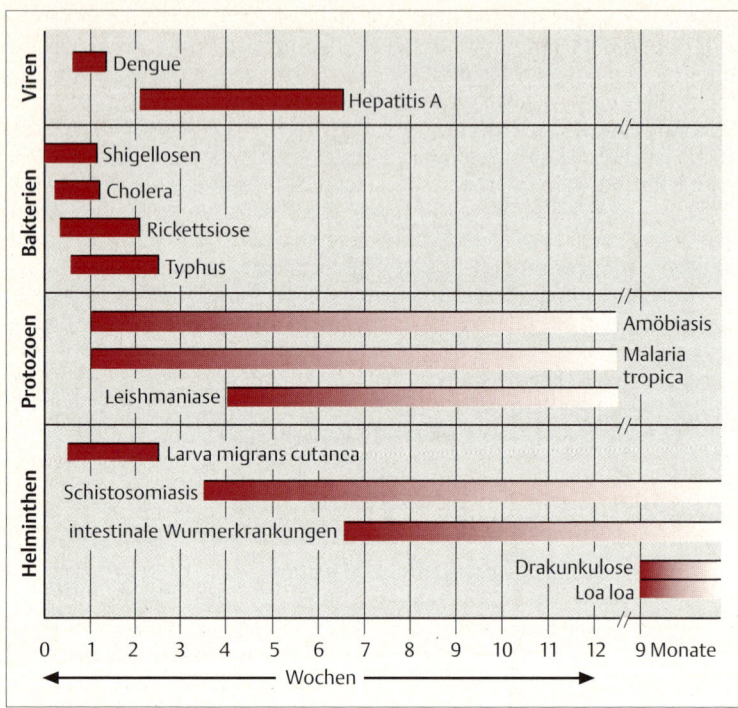

Abb. 4.**2**   Inkubationszeiten reisemedizinisch bedeutsamer Tropenkrankheiten nach Erregergruppen.

Helmintheninfektionen haben meist noch längere Inkubations- bzw. Präpatenzzeiten. Schistosomiasis läßt sich je nach Befallstärke direkt oder indirekt frühestens nach 3 Wochen erkennen, evtl. aber auch erst nach 12 oder mehr Wochen. Intestinale Wurminfektionen treten meist nicht vor 6 Wochen parasitologisch in Erscheinung, die obligat begleitende Eosinophilie schon früher. In die Haut eindringende Wurmlarven hingegen, z. B. Larva migrans cutanea verursachen, ähnlich wie Krätzemilbe und Sandfloh, schon nach wenigen Tagen juckende Hauterscheinungen, so daß die Patienten meist unmittelbar nach Rückkehr den Arzt aufsuchen. Das Extrem stellen Filarieninfektionen dar. Loa loa und z. B. Dracunculus medinensis haben eine Inkubations- bzw. Präpatenzzeit von 9 – 12 Monaten.

Dies bedeutet für die Praxis, daß je nach Zeitpunkt der Rückkehr und der ärztlichen Untersuchung die Aussage über eine möglicherweise mitgebrachte Infektion anders ausfallen muß. Im Erkrankungsfall ist auch hier die extreme Spannbreite der Inkubationszeiten zu berücksichtigen.

Bei der nicht selten geäußerten Befürchtung einer Leprainfektion, so unbegründet dies sein mag, ist zu bedenken, daß die klinischen Erscheinungen nur in einem von über 1000 Fällen überhaupt auftreten und daß die Inkubationszeit Jahre betragen kann.

5 Anhang

Häufigste Fragen aus der tropenmedizinischen Sprechstunde

In unserer tropenmedizinischen Ambulanz werden immer wieder ähnliche Fragen an uns herangetragen. Zum Teil sind diese klar zu beantworten, weil sie auf Unkenntnis oder einfachen Mißverständnissen beruhen. Andere Fragen sind manchmal „politisch oder weltanschaulich vorbelastet" oder müssen individuell unterschiedlich beantwortet werden. Hieraus ergibt sich oft eine Verunsicherung zwischen beratenden Ärzten und Ratsuchenden. Durch die hier folgende Darstellung solcher Fragen mit den dazugehörigen Antworten sei dem Leser die Möglichkeit geboten, sich auf diese Beratungssituation vorzubereiten oder Argumente für die Beantwortung kniffliger Fragen nachzuschlagen. In Klammern sind jene Kapitel genannt, die Hintergrundinformationen zu der Frage enthalten.

Fragen zur Reisetauglichkeit

*Ich habe **Diabetes mellitus**. Kann ich dennoch eine Reise in die Tropen unternehmen?*

Alles hängt davon ab, wie gut der Diabetes eingestellt ist und wie gut der Patient in der Lage ist, sich vor Ort auf die veränderten Lebensmittelangebote einzustellen. Grundsätzlich muß von einer Tropenreise nicht abgeraten werden. Insulinpflichtige Diabetiker sollten auf die erhöhte Infektionsgefahr beim Spritzen aufmerksam gemacht werden.

*Mein Vater steht unter **Zytostatikabehandlung**. Kann er dennoch an der geplanten Kreuzfahrt teilnehmen?*

Zunächst ist zu fragen, ob der allgemeine Gesundheitszustand und die Grunderkrankung, die die Zytostatikagabe nötig machte, eine Reise ermöglichen. Wenn für die Dauer der Reise kein Rückfall zu erwarten ist, der einer intensiven medizinischen Behandlung bedarf, so bleibt zu bedenken, daß der Patient durch seine Krankheit und durch die Zytostatikabehandlung immungeschwächt ist, so daß das Erkrankungsrisiko im Falle einer Infektion erhöht ist. Lebendimpfungen sind bei unter starker immunsuppressiver Therapie Stehenden kontraindiziert.

*Darf ich während der **Schwangerschaft** oder mit **Säuglingen** in die Tropen reisen?*

Oft werden die zusätzlichen Gesundheitsrisiken für Mutter und Kind bei Tropenreisen unterschätzt. Eine Malaria oder auch eine einfache Durchfallerkrankung bei Schwangeren und Kleinkindern kann sehr schnell lebensbedrohliche Folgen haben (S. 8).

Fragen zur Schwangerschaft

*Ich bin **schwanger**. Welche **Impfungen** darf ich nehmen?*

Grundsätzlich sind Impfungen mit Totimpfstoff indiziert: Tetanus, Influenza, Tollwut, Diphtherie, Hepatitis B. Schluckimpfungen gegen Polio und Typhus können wenn nötig auch verabreicht werden, jedoch nicht kurz vor der Entbindung. Choleraimpfung darf nicht gegeben werden, Gelbfieberimpfung erst nach dem ersten Trimenon. Für Gelbfieber und Cholera gilt, daß Reisen, die ein entsprechendes Erkrankungsrisiko bergen, grundsätzlich vermieden werden sollten (S. 15 ff).

*Ich bin **schwanger**. Darf ich da überhaupt **Malariamedikamente** nehmen?*

Gerade während der Schwangerschaft ist die Gefahr einer schweren Malariaerkrankung besonders groß. Chloroquin hat sich hier ebenso wie Proguanil als gut verträgliches Medikament während der Schwangerschaft bewährt und wird von der Weltgesundheitsorganisation als Prophylaxe bei Schwangeren in Malariaregionen empfohlen. Anderslautende Angaben auf dem Beipackzettel von Chloroquin haben eher juristische Gründe (S. 8).

Fragen zur Malaria

*Hat es überhaupt Sinn, eine **Malariaprophylaxe** durchzuführen, wenn die Erreger sowieso zunehmend **resistent** sind?*

Für nichtimmune Reisende besteht in vielen Malariagebieten keine Alternative zur medikamentösen Malariaprophylaxe. Ein Verzicht erhöht das Erkrankungsrisiko gerade auch in Regionen mit multiresistenten Erregern. Selbst bei Resistenz der Plasmodien wird durch die Durchführung der Chemoprophylaxe die Erregerzahl reduziert, und ein schwerer oder gar tödlicher Verlauf der Erkrankung kann verhindert werden (S. 54 ff).

*Wie verhalte ich mich bei **Fieber** während der Reise?*

In Malariagebieten ist jedes Fieber malariaverdächtig. Die Beschwerden können dabei einer gewöhnlichen Grippe ähneln. Deshalb muß möglichst ärztliche Hilfe in Anspruch genommen werden, um die Malariadiagnostik und gegebenenfalls die notwendige Behandlung durchzuführen. Wenn kein Arzt erreichbar ist, sollte die mitgebrachte Notfallmedizin gegen Malaria wie empfohlen eingenommen werden, bis ärztliche Hilfe erreichbar ist. Nach Rückkehr von der Reise empfiehlt sich eine tropenmedizinische Untersuchung zum Ausschluß anderer Erkrankungen (S. 50, 170).

*Ich **vertrage Malariamedikamente nicht.** Muß ich dennoch Medikamente einnehmen?*

Zunächst muß geklärt werden, um welche Medikamente es sich handelt und ob die erfahrenen Nebenwirkungen wirklich auf diese zurückzuführen sind. Gegebenenfalls kann auf andere Medikamente zurückgegriffen werden. Die „Nebenwirkungen der Malariaerkrankung" sollten dem Patienten dabei klar dargestellt werden! (Tab. 3.**13**, S. 51).

*Sind nicht **homöopathische Malariamittel** besser verträglich und ebenso wirksam?*

Die prophylaktische Einnahme von Arzneimitteln widerspricht schon im Grundsatz der inneren Logik der Homöopathie. Zudem wird auch von namhaften Homöopathen eine homöopathische Malariaprophylaxe (z.B. Nat-m M) als unsicher bezeichnet (Künzli, J.: Dtsch. J. Homöopath. 1, 1987).

*Benötige ich bei einer **Kreuzfahrt** auf dem **Amazonas** auch eine **Malariaprophylaxe?***

Grundsätzlich ist dies zu bejahen, obgleich an Bord bei sorgfältiger Expositionsprophylaxe ein nur sehr geringes Infektionsrisiko besteht. Da jedoch bei den meisten Amazonaskreuzfahrten auch Landgänge während der Dämmerung und sogar Exkursionen in schmale Nebenflüsse zum Programm gehören, sollte eine medikamentöse Malariaprophylaxe rechtzeitig begonnen werden. Dies bedeutet: Eine Woche vor Erreichen bis vier Wochen nach Verlassen des Amazonas sollte die Prophylaxe durchgeführt werden.

*Sollten nicht gerade Kinder von den schädlichen **Malariamedikamenten** verschont werden?*

Jedes wirksame Medikament birgt ein gewisses Risiko an unerwünschten Wirkungen. Ungleich höher sind jedoch im Falle der Malaria die Gesundheitsgefahren der Erkrankung selber. Wer in einer solchen Situation sich oder seinen Kindern die eventuellen unerwünschten Wirkungen (Nebenwirkungen) der Medikamente nicht zumuten will, muß konsequenterweise auch auf die Reise in ein Malariagebiet verzichten (S. 6)!

*Wie vertragen sich die **Malariamedikamente** mit **meinen** anderen Medikamenten?*

Es gibt in der Tat unerwünschte Wechselwirkungen zwischen β-Rezeptorenblockern, Calciumantagonisten und verschiedenen Malariamedikamenten. Dies sollte bei der Wahl der Malariaprophylaxe berücksichtigt werden. Im Falle einer akuten Malariaerkrankung muß man im Zweifelsfall die Wechselwirkungen in Kauf nehmen, um die Malariainfektion rechtzeitig bekämpfen zu können. Eine intensivmedizinische Überwachung ist dann besonders indiziert (S. 51 ff).

*Welche **Mückenrepellentien** empfehlen Sie?*

Derzeit können nur jene vier Präparate wirklich als wirksam empfohlen werden, die auf S. 22 näher erläutert werden.

*Im Fernsehen wurde berichtet, daß in Kolumbien bereits ein **Impfstoff gegen Malaria** existiert. Warum wird er hier nicht angeboten?*

In der Laienpresse wird der hier gemeinte Impfstoff Spf66 oftmals so vorgestellt, als sei eine hohe Wirksamkeit bewiesen. Das Gegenteil ist der Fall. Alle bislang erfolgten klinischen Untersuchungen waren ernüchternd. In absehbarer Zeit wird ein effektiver und sicherer Impfstoff vermutlich nicht zur Verfügung stehen.

*Warum kann ich mein altes **Halfan** (Halofantrin) nicht weiter als Notfallmedikament benutzen?*

Wegen der in Tab. 3.**13** genannten unerwünschten Wirkungen sollte zur Zeit Halofantrin auch und gerade als Notfallmedikament nicht in die Hände von Laien gegeben werden, da es in der Vergangenheit zu einigen noch nicht völlig geklärten Todesfällen gekommen ist.

Fragen zur Reisediarrhö

*Worauf muß ich bei einer **Nil-Kreuzfahrt** achten?*

Bei Kreuzfahrten auf dem Nil kommt es häufig zu bakteriellen Durchfallerkrankungen, was darauf zurückzuführen ist, daß die Speisen an Bord unter unzureichenden Hygienemaßnahmen zubereitet werden. Passagiere sollten daher rohe Speisen meiden und sich zeitig ausreichend mit Trinkwasser versorgen (S. 69 ff).

*Sollte man **vorsorglich** ein **Antibiotikum** gegen Reisediarrhö einnehmen?*

Diese Frage ist klar zu verneinen. Die meisten Durchfallerkrankungen müssen ohnehin nicht antibiotisch behandelt werden.

*Wie schütze ich mich vor **Durchfall?***

Nach wie vor gilt der Grundsatz: Koch es, schäl es oder vergiß es (S. 78).

*Wie verhalte ich mich **bei Durchfall?***

Wichtig ist, den Flüssigkeitsverlust durch vermehrtes Trinken wieder auszugleichen. Bei massiven oder länger dauernden Durchfällen sollte ausreichend orale Rehydratationslösung getrunken werden (S. 77). Heftige von Fieber begleitete Durchfälle deuten auf bakterielle Infektionen hin. Aber auch Malaria kann vor allem bei Kindern mit Durchfall einhergehen!

Fragen zu Impfungen

*Ich fliege **übermorgen** nach . . ., welche Impfungen müssen gemacht werden? (**Malariaprophylaxe versus Typhus**impfung)?*

So oder ähnlich klingt die meistgestellte Frage einer jeden reisemedizinischen Sprechstunde! Bisweilen hat man den Eindruck, es geht gar nicht darum, in einer speziellen Situation doch noch den größtmöglichen Schutz zu erzielen, sondern vielmehr darum, in letzter Minute die Verantwortung für das gesundheitliche Abenteuer doch noch schnell dem Arzt oder der Ärztin zu übertragen.

Ärzte und Patienten müssen in solchen Situationen gemeinsam abwägen, auf welche Impfungen am ehesten verzichtet werden kann. Für manche Impfungen existieren verkürzte alternative Impfschemata (Tab. 2.**1**, 2.**2**). Wichtig ist es, das individuelle und regionale Risiko der zu vermeidenden Krankheiten abzuschätzen. Bei einer Reise nach Westafrika zum Beispiel sollte bei der Entscheidung zwischen Typhusimpfung und Malariaprophylaxe letztere den Vorrang haben, weil die Infektionsgefahr und die Schwere der Erkrankung bei Malaria größer sind. Der neue Totimpfstoff Typhim Vi kann jedoch unter Malariaprophylaxe gegeben werden.

> *Ich bin doch **als Kind gegen alles geimpft** worden, wozu benötige ich jetzt zum Beispiel noch eine Impfung gegen **Kinderlähmung, Diphtherie oder Tetanus**?*

Der Begriff Kinderlähmung suggeriert, daß die Erkrankung nur in der Kindheit vorkommt. Dies ist jedoch nicht der Fall. Im Gegenteil, bei nachlassendem Impfschutz sind gerade die Erwachsenen gefährdet, weil die Erkrankung bei ihnen häufig heftiger verläuft als bei Kindern. Dies gilt ebenso für die Diphtherieimpfung. Auch die Tetanusimpfung muß regelmäßig aufgefrischt werden (Tab. 2.**1**).

> *Ich habe zwischendurch **vergessen, die zweite Typhusimpfung** zu nehmen. Wirkt die Impfung dennoch?*

Kein seltener Fall! Wesentlich für die Wirksamkeit der Typhusimpfung ist die ununterbrochene Besiedlung des Darmlumens mit den inaktivierten Bakterien über etwa 6 Tage. Wenn nun zwischen zwei Kapseleinnahmen eine längere Pause besteht, ist dieser Besiedlungszeitraum unterbrochen, und es kann nicht von einer effektiven Wirkung ausgegangen werden. Es müßte in einem solchen Fall eine neue Einnahme von 3 Kapseln erfolgen. Eine Überdosierung ist dabei nicht zu erwarten.

> *Ich habe **Schnupfen.** Kann ich dennoch **geimpft** werden?*

Das Risiko, in einen harmlosen Infekt hinein zu impfen, wird häufig überschätzt. Dennoch sollte vor allem bei Lebendimpfungen erst 2 Wochen nach einem leichten Infekt geimpft werden.

> *Mein Kind hat eine **Hühnereiweißallergie.** Kann es gegen Gelbfieber geimpft werden?*

Grundsätzlich nein. Bei Reisen in Länder, in denen eine Gelbfieberimpfung Pflicht ist, muß ein in der Landessprache oder zumindest in Englisch verfaßter Vermerk in den Impfpaß aufgenommen werden, der die Kontraindikation bescheinigt. Eine unmittelbare Exposition in einem aktuellen Gelbfiebergebiet muß unter allen Umständen vermieden werden. Eventuell muß die Reise unterbleiben.

*Welche **Impfungen** muß und darf ich machen, wenn ich **HIV-infi-
ziert oder -erkrankt** bin?*

Grundsätzlich sind vor allem die Lebendimpfungen bedenklich. Eine
sorgfältige Abwägung der Risiken sollte für jeden individuellen Fall am
besten an tropenmedizinischen Beratungsstellen erfolgen.

*Ich hatte **als Kind Poliomyelitis,** benötige ich dann überhaupt eine
Polioimpfung?*

Ja, weil die Immunität nach Poliomyelitiserkrankung sich nur auf einen
der drei Serotypen beschränkt. Eine Infektion mit einem anderen Serotyp könnte nochmals zur Erkrankung führen (Tab. 2.**1**).

*Kann denn die **Polioimpfung** nicht selber zur massiven **Erkrankung** führen?*

Grundsätzlich ist dies beim oralen Impfstoff möglich, jedoch kommt
dies nur bei etwa einer von 3 Millionen Impfungen vor. Demgegenüber
ist die Gefahr zu erkranken, wenn man nicht geimpft ist, ungleich höher.
Alternativ kann eine Salk-Impfung in Erwägung gezogen werden, bei der
eine „Impfpolio" nicht vorkommt (Tab. 2.**1**).

*Wieso benötige ich **keine Choleraimpfung?***

Cholera ist zwar in den Tropen weit verbreitet, jedoch erkranken meist
nur schlecht ernährte und immungeschwächte Menschen, die unter
sehr unhygienischen Bedingungen leben. Dies trifft für die meisten Tropenreisenden nicht zu. Deshalb sind Reisende aus Deutschland auch nur
sehr selten betroffen. Demgegenüber haben die derzeit vorhandenen
Impfungen zahlreiche unerwünschte Wirkungen und bieten nur einen
sehr begrenzten Schutz. Wirksamer ist es, beim Essen und Trinken entsprechende Vorsichtsmaßnahmen einzuhalten.

*Ich bin gegen **FSME** geimpft (Frühsommermeningoenzephalitis),
benötige ich dann überhaupt eine **Meningokokkenimpfung?***

Für den Laien ist die medizinische Fachsprache oft verwirrend, deshalb
sollte klargestellt sein, daß es sich hier um zwei völlig verschiedene
Krankheitserreger handelt, die Indikation für die Meningokokkenimpfung also unabhängig von einer bereits erfolgten FSME-Impfung zu stellen ist.

Wozu benötige ich eine Impfung gegen **Gelbsucht?** *Ich habe doch schon eine Impfung gegen* **Gelbfieber.**

Auch hier ist der medizinische Sprachgebrauch verwirrend. Oftmals erkennen wir als Ärzte nicht gleich, daß sich hinter dieser Frage ein rein sprachliches Mißverständnis verbirgt.

Wird der Körper nicht zu sehr belastet, wenn man **mehrere Impfungen auf einmal** *macht? Wäre es nicht besser, die Impfungen an mehreren aufeinanderfolgenden Tagen durchzuführen?*

Im Gegenteil, Impfungen, die grundsätzlich miteinander verträglich sind, werden sogar besser vertragen, wenn sie gleichzeitig verabreicht werden, als wenn sie einige Tage hintereinander gegeben werden. Die Wirksamkeit der Impfung kann durch einen solchen zeitlichen Abstand sogar vermindert werden (Tab. 2.**3**).

Fragen zur Tollwut

Wann sollte ich mich gegen **Tollwut impfen** *lassen?*

Tollwutimpfung ist im allgemeinen als Reiseimpfung nicht notwendig. Bei längeren Aufenthalten im ländlichen Indien zum Beispiel kann eine Impfung angezeigt sein (nähere Informationen bei den Tropeninstituten). Nach einem tollwutverdächtigen Hundebiß muß trotz vorheriger Impfung umgehend eine Nachimpfung erfolgen (Tab. 2.**2**).

In Indien wurde ich von einem **Hund gebissen.** *Daraufhin habe ich dort zwei* **Tollwutimpfungen** *erhalten. Was muß jetzt geschehen?*

Aufgrund der Unsicherheit, mit welchem Impfstoff in Indien geimpft wurde, sollte umgehend Tollwutimmunglobulin verabreicht werden und eine neue Grundimmunisierung begonnen werden (Abb. 3.**5**).

Fragen zur Blutspende

Ich bin **Blutspender.** *Wann darf ich nach meiner Impfung wieder spenden?*

Folgende Abstände müssen nach Impfungen eingehalten werden:
48 Stunden Poliomyelitis (Salk), Diphtherie, Tetanus, Hepatitis B, Influenza, Tollwut
1 Woche Typhus (oral)
3 Wochen Gelbfieber, Röteln, Masern, Mumps, FSME
6 Wochen Poliomyelitis (Sabin)

*Darf ich **nach** meiner **Tropenreise Blut spenden?***

Eine Blutspende wird eventuell erst 6 Monate nach Rückkehr aus den Tropen angenommen. Wichtig ist, daß während und nach einem Aufenthalt in einem Malariagebiet keine Anzeichen einer Malariaerkrankung wie z. B. Fieber aufgetreten sind.

Fragen zu verschiedenen Themen

*Woran erkenne ich, daß ich **ausreichend Flüssigkeit** zu mir nehme?*

Zum einen ist das subjektive Durstempfinden ein guter Hinweis. Außerdem sollte der Urin hellgelb sein. Wird er dunkel, kann das ein Zeichen dafür sein, daß dem Körper zu wenig Wasser zugeführt wurde.

*Was mache ich, wenn ich **vor Ort krank** werde? Muß ich sofort **zurückfliegen?***

Wenn irgend möglich, sollte man versuchen, ärztliche Hilfe in Anspruch zu nehmen. In größeren Städten können Botschaften und Konsulate häufig Ärzte empfehlen, die auch eine europäische Sprache sprechen und im Umgang mit Ausländern vertraut sind. Jeder Verdacht auf Malaria muß sofort vor Ort behandelt werden! Überhaupt sollten akute Erkrankungen zumindest vor Ort anbehandelt werden, bevor der Patient zurückgeflogen wird. Ein mehrstündiger Flug ohne Behandlung kann z. B. im Falle der Malaria den Tod bedeuten.

*Was kann ich gegen **Höhenkrankheit** machen?*

Wichtig ist, den Aufstieg langsam zu gestalten und bei Auftreten von ernsten Beschwerden möglichst schnell abzusteigen. Bei Flug- oder Zugreisen, bei denen innerhalb weniger Stunden Orte mit einem Höhenunterschied mehrerer 1000 Meter erreicht werden, sollte man nach der Ankunft körperliche Anstrengungen meiden und ausreichend Flüssigkeit zu sich nehmen.

*Wie lange **nach einer Tropenreise** muß ich mit dem Auftreten von **Tropenkrankheiten** rechnen?*

Grundsätzlich kann kein fester Zeitpunkt genannt werden, ab dem das Auftreten von Krankheiten unmöglich ist. Deshalb sollte bei späteren Arztbesuchen stets darauf aufmerksam gemacht werden, daß ein Tropenaufenthalt zurückliegt. Wenn während und bis 1 Jahr nach der Reise keine Beschwerden aufgetreten sind, ist eine Tropenerkrankung unwahrscheinlich, wenn auch nie ganz auszuschließen (Abb. 4.**2**).

*Wie hoch ist die Gefahr, an **Pest** zu erkranken?*

Nur in wenigen Regionen der Erde gibt es noch Pest, und es erkranken weltweit nur sehr wenige Menschen daran. Touristen aus Europa sind in der Regel nicht gefährdet, es sei denn, sie befänden sich in einer Lungen-pestepidemie (S. 33 ff).

*Was muß mit in die **Reiseapotheke**?*

Siehe S. 22 ff und Infoblatt.

*Soll ich ein **Schlangenbiß-Serum** mitnehmen?*

Schlangengiftseren sind in der Regel relativ speziell auf bestimmte Schlangenarten ausgerichtet. Darüber hinaus müssen sie gekühlt aufbewahrt werden. Hinzu kommt, daß Rucksackreisende nur ein geringes Risiko haben, von Schlangen gebissen zu werden. Die Mehrzahl der Schlangenbisse wiederum sind ungiftig. Die Mitnahme von Schlangengiftseren ist deshalb nicht zu empfehlen (S. 159).

Meldepflichtige Erkrankungen (Tab. 5.1)

Tabelle 5.**1** In Deutschland meldepflichtige Erkrankungen nach dem Bundes-seuchengesetz

Meldepflichtig bei:	Verdacht	Erkran-kung	Tod	Aus-scheider
Amöbiasis, Enteritis infec-tiosa	+	+	+	
Borreliose		+	+	
Botulismus	+	+	+	
Brucellose		+	+	
Campylobacter-Infektion, Enteritis infectiosa	+	+	+	
Cholera	+	+	+	+
Diphtherie	+	+	+	+
E.-coli-Infektion, Enteritis infectiosa	+	+	+	
Fleckfieber	+	+	+	
Gasbrand		+	+	
Gelbfieber		+	+	
hämorrhagisches Fieber	+	+	+	

Tabelle 5.**1**   (Fortsetzung)

Meldepflichtig bei:	Verdacht	Erkran-kung	Tod	Aus-scheider
Hepatitis A		+	+	
Hepatitis B		+	+	+
Hepatitis C		+	+	+
Hepatitis, übrige Formen		+	+	
Influenza		+	+	
Intoxikation durch Pilz-verzehr		+	+	
Legionellose		+	+	
Lepra	+	+	+	
Leptospirose		+	+	
Listeriose, konnatal		+	+	
Malaria		+	+	
Masern	+	+	+	
Meningokokkenmenin-gitis	+	+	+	
Meningitis und Enzepha-litis sonstiger Ursachen		+	+	
mikrobiell bedingte Lebensmittelvergiftung, Enteritis infectiosa	+	+	+	
Milzbrand	+	+	+	
Mumps		+	+	
nosokomiale Infektion		+	+	
Ornithose	+	+	+	
Paratyphus A, B, C	+	+	+	+
Pertussis		+	+	
Pest	+	+	+	
Pocken	+	+	+	
Poliomyelitis	+	+	+	
Puerperalsepsis			+	
Q-Fieber		+	+	
Rotavirusinfektion, Enteritis infectiosa	+	+	+	
Röteln		+	+	

Tabelle 5.**1**   (Fortsetzung)

Meldepflichtig bei:	Verdacht	Erkran-kung	Tod	Aus-scheider
Rötelnembryopathie, konnatal		+	+	
Rotz		+	+	
Rückfallfieber	+	+	+	
Salmonellose, Enteritis infectiosa	+	+	+	+
Scharlach			+	
Shigellose, Enteritis infectiosa	+	+	+	+
Syphilis, konnatal		+	+	
Tetanus		+	+	
Tollwut	+	+	+	
Toxoplasmose, konnatal		+	+	
Toxoplasmose, Primärin-fektion in graviditate		+		
Trachom		+	+	
Trichinose		+	+	
Tuberkulose		+	+	
Tularämie	+	+	+	
Typhus abdominalis	+	+	+	+
Yersinia-enterocolitica-Infektion, Enteritis infectiosa	+	+	+	
Zytomegalie		+	+	

Adressen tropenmedizinischer Einrichtungen

Schweizerische tropenmedizinische Institution

Schweizerisches Tropeninstitut
Socinstraße 57
CH-4002 Basel
Tel.: (061) 2 84 82 55

Österreichische tropenmedizinische Institution

Institut für spezifische Prophyla-
xe
und Tropenmedizin der
Universität
Kinderspitalgasse 15
A-1095 Wien
Tel.: (01) 2 22 43 15 95

Deutsche tropenmedizinische Institutionen

Landesinstitut für Tropenmedizin
Berlin
Engeldamm 62
10179 Berlin
Tel.: 0 30 / 27 46 – 0
Fax: 0 30 / 2 74 67 36

Institut für Infektionskrankheiten
und Tropenmedizin
Klinikum Berlin-Buch
Wiltbergstraße 50
13125 Berlin-Buch
Tel.: 0 30 / 94 01 24 50

Institut für Tropenmedizin
Städtisches Klinikum Dresden-
Friedrichstadt
Friedrichstraße 41
01067 Dresden
Tel.: 03 51 / 4 31 90

Institut für Allgemeine Hygiene
und Tropenhygiene der Georg-
August-Universität
Windausweg 2
37073 Göttingen
Tel.: 05 51 / 39 49 59/60

Bernhard-Nocht-Institut für
Tropenmedizin
Bernhard-Nocht-Straße 74
20359 Hamburg
Tel.: 0 40 / 31 18 20
Fax: 0 40 / 31 18 24 00

Abteilung Tropenhygiene und
Öffentliches Gesundheitswesen
am Hygiene-Institut der
Universitätsklinik
Im Neuenheimer Feld 324
69120 Heidelberg
Tel.: 0 62 21 / 56 29 05
Fax: 0 62 21 / 56 59 48

Abteilung für Infektions- und
Tropenmedizin
Klinik für Innere Medizin IV
Härtelstraße 16 – 18
04107 Leipzig
Tel.: 03 41 / 7 96 00

Abt. für Infektions- und Tropen-
medizin der Universität
Leopoldstraße 5
80802 München
Tel.: 0 89 / 21 80 – 35 17 u. 38 30
Fax: 0 89 / 33 60 38

Abteilung für Tropenmedizin und
Infektionskrankheiten der
Universität
Ernst-Heydemann-Straße 6
18057 Rostock
Tel.: 03 81 / 39 65 76
Fax: 03 81 / 39 65 86

Tropenklinik
Paul-Lechler-Krankenhaus
Paul-Lechler-Str. 24
72076 Tübingen
Tel.: 0 70 71 / 20 60

Institut für Tropenmedizin der
Universität
Keplerstraße 15
72074 Tübingen
Tel.: 0 70 71 / 29 23 64

Sektion Infektionskrankheiten
und Tropenmedizin
Medizinische Klinik und
Poliklinik der Universität
Robert-Koch-Straße 8
89081 Ulm
Tel.: 07 31 / 5 02 44 20
Fax: 07 31 / 5 02 43 93

Tropenmedizinische Abteilung
Missionsärztliche Klinik
Salvatorstraße 7
97074 Würzburg
Tel.: 09 31 / 79 10

Literatur

Aktualisierte und länderspezifische Empfehlungen zu Malariaprophylaxe und Reiseimpfungen

CRM: CRM-Handbuch zur reisemedizinischen Beratung, 17. Ausgabe. Centrum für Reisemedizin, Düsseldorf 1996 (Oberrathstr. 10, 40472 Düsseldorf, Tel.: 02 11 / 9 04 29 0, Fax: 02 11 / 9 04 29 99)
   Halbjährlich neu erscheinendes Handbuch mit aktuellen Hinweisen zu Impfempfehlungen für die einzelnen Länder.
DTG: Empfehlungen zur Malariavorbeugung; Impfempfehlungen. Deutsche Tropenmedizinische Gesellschaft (DTG e. V.), Postfach 800 248, 65902 Frankfurt am Main
   Halbjährlich aktualisierte Informationsblätter zu Malariaprophylaxe und Reiseimpfungen.
WHO: Reisen und Gesundheit. Impfbestimmungen und Gesundheitsratschläge. Kilian, Marburg 1996 (110 S., 22,90 DM)
   Erscheint jährlich neu und enthält die offiziellen Impfbestimmungen und -empfehlungen für alle Länder.

Weiterführende Literatur

Bell, D. R.: Lecture Notes on Tropical Medicine, 4th ed. Blackwell, Oxford 1995 (368 S., ca. 40,– DM)
Das beste aller kurzgefaßten Taschenbücher der Tropenmedizin im engeren Sinne, nur die wichtigsten Erkrankungen, werden äußerst kompetent behandelt.

Cook, G.: Manson's Tropical Diseases, 20th ed. Saunders, London 1995 (500 S., 80 £)
Das erste Lehrbuch der Tropenmedizin, begründet 1898. Klassisches Handbuch einschließlich medizinischer Protozoologie, Helminthologie und Entomologie, repräsentiert die „britische Tradition der Tropenmedizin".

Gentillini, M.: Médicine tropicale, Flammarion, Paris 1993 (928 S., FF 530,– ; in Deutschland sehr viel teurer)
Das französische Standardwerk, in der neuen Auflage auch Medizin in den Tropen i.w.S. umfassend. Didaktisch ausgezeichnet, sehr kompetent und umfassend, die „französische tropenmedizinische Schule" repräsentierend.

Huss, G.: Mit Kindern in die Tropen. Kilian, Marburg 1994 (18,– DM)
Empfehlenswertes Buch nicht nur für Eltern, die mit ihren Kindern in die Tropen reisen (müssen), sondern auch für deren Ärzte.

Junghanss, T., M. Bodio: Notfall-Handbuch Gifttiere. Diagnose – Therapie – Biologie. Thieme, Stuttgart 1996 (646 S., 131 Abb., 65 Verbreitungskarten, 99 Tabellen, 498,– DM)
Dieses Handbuch bietet erstmals einen systematischen, problemorientierten Weg für Erste Hilfe, Diagnostik und Therapie der weltweit relevanten Gifttierunfälle. Neun für jeden Arzt leicht verifizierbare Gifttiergruppen werden unterschieden:
- passiv giftige Tiere (Muscheln, Fische u. a.),
- aktiv giftige Fische (Stechrochen, Steinfische u. a.),
- Nesseltiere (Quallen u. a.),
- Skorpione,
- Spinnen,
- Hymenopteren (Bienen, Wespen u. a.),
- Seeschlangen,
- Landschlangen,
- diverse Gifttiere.
Für jede Gifttiergruppe stehen ein Notfallschema, ein klinisches Diagramm und ein Abschnitt Erste Hilfe – Diagnostik – Therapie zur Verfügung. Die diagnostisch-therapeutischen Strategien sind so weit vereinheitlicht, daß ein und derselbe Leitfaden bei so unterschiedlichen Unfällen wie z. B. Fischvergiftungen, Nesselungen durch Quallen oder Schlangenbissen wiedererkennbar ist. Leicht benutzbare zusätzliche biologische Identifikationsstrategien weisen den Weg, wenn ein Gifttier weiter identifiziert werden muß, beispielsweise für die Auswahl des geeigneten Antivenins. Sind Gattung, Art oder Unterart eines Unfallverursachers bestimmt, können im Katalog die heute vorhandenen gesicherten Daten zu Biologie und Klinik nachgeschlagen werden.

Kayser, F. H., K. A. Bienz, J. Eckert, J. Lindenmann: Medizinische Mikrobiologie, 8. Aufl. Thieme, Stuttgart 1993 (604 S., 105 Abb., 9 Farbtafeln, 81 Tabellen, ca. 50,– DM)
Ein außerordentlich nützliches Kompendium, das die tropenmedizinisch relevanten Krankheitserreger, ihre systematische Einordnung und ihren Entwicklungszyklus vorzüglich darstellt.

Knobloch, J.: Tropen- und Reisemedizin. Fischer, Stuttgart 1996 (703 Seiten, 144 Abb., 83 Tab. 39 Autoren)
Nach Erkrankungsgruppen alphabetisch geordnet, großes Kapitel Differentialdiagnose klinischer Bilder, Reisemedizin, Entwicklungszusammenarbeit, Arbeitsmedizin, Epidemiologie, Aus- und Weiterbildung.

Kretschmer, H., M. Kaiser: Gesund reisen in fernen Ländern. Thieme, Stuttgart (Trias) 1996 (213 S., zahlreiche Abbildungen und Diagramme, 24,80 DM)
Handlicher Gesundheitsratgeber für Fernreisende, für den Laien verständlich geschrieben, mit übersichtlicher Handlungsanleitung für den Krankheitsfall.

Lang, W.: Tropenmedizin in Klinik und Praxis. Thieme, Stuttgart 1993 (582 S., 248,– DM)
Nach 18 Jahren das erste deutschsprachige tropenmedizinische Lehrbuch nach den Klassikern Nauck (1975) und Granz/Ziegler (1975). 26 Einzelautoren, 466 Einzeldarstellungen von tropischen und kosmopolitischen Infektionskrankheiten mit besonderer Bedeutung für die Tropen.

Mehlhorn, H., G. Piekarski: Grundriß der Parasitenkunde, 3. Aufl. UTB Nr. 1075 Fischer, Stuttgart 1989 (407 S., 32,80 DM)
Kompendium zur Einführung in die Parasitologie unter Berücksichtigung human- und veterinärmedizinisch wichtiger Parasiten.

Strickland, G. T.: Hunter's Tropical Medicine, 7 th ed. Saunders, Philadelphia 1991 (1190 S., 300,– DM)
Das amerikanische Standardwerk der Tropenmedizin, didaktisch sehr gut gegliedert, sehr umfassend, von einer großen Zahl von Kapitelautoren.

Sachverzeichnis

Notizen

Notizen